この失神、どう診るか？

見落とせない失神患者が明日やって来るかもしれない

編著　安部治彦
産業医科大学医学部不整脈先端治療学教授

CIRCULATION Up-to-Date Books 10

MC メディカ出版

はじめに

一過性意識消失をきたす原因の一つに失神があります．失神は循環器異常により発生する症状であるにもかかわらず，失神患者が循環器内科を受診するとは限りません．一過性の意識消失で救急搬送され，そこで失神と判断されても循環器内科に紹介されるとは限らないのです．その結果，患者は不必要で過剰とも思われる関係のない検査まで受けるものの，結局は原因不明とされ，挙げ句の果てに「心配ありませんよ」の一言で済まされてしまう．失神が再発しても同じ検査の繰り返しで，その結果，患者は別の医療機関を受診し，そこでもまた同じ検査を受け，患者のたらい回しが始まるのです．

本書の筆者らは，これまで相当数の失神患者を診察し治療した経験をもっています．筆者らの診察を受けた患者は，すでに数カ所の医療機関を受診し，原因も明らかにされず適切な治療がなされていないため再発を繰り返し，すがる気持ちでやっと適切な失神の診断・治療ができる医師にたどり着いた患者がほとんどなのです．

失神には，日本循環器学会から「失神の診断・治療ガイドライン」が出され，しかも欧州や米国でも同様のガイドラインが出されています．一つの「症状」に関してのガイドラインが出されているのは，おそらく失神だけでしょう．その理由は，誤診や原因不明とされてしまう患者が極めて多いこと，不必要な過剰検査が多くなされ医療経済的にも医療費高騰の大きな原因となっていること，そして関連疾患の医学知識と手順を身につけないと適切な失神診療が困難であること，があるからです．

本書は，総論で失神診療に最低限必要な基本的知識をまず習得したうえで，各論では実際の症例を中心に，診断に至る考え方や，原因診断に至るまでの検査の手順について詳細に記載してあります．少し難しい症例も含まれていますが，診断に至る考え方は身につきます．さらに，知っておくと役立つトピックスや診療でのコツなどもコラムで紹介していますので，大いに参考にしてください．

　失神でたらい回しになっている患者をなんとか救ってあげたい，と考える読者も多いはずです．本書が，先生方の失神診療の一助になることを期待しています．

2015年12月

産業医科大学医学部
不整脈先端治療学教授
安部治彦

この失神、どう診るか？

CONTENTS

第2章　決して見落としてはいけない失神患者

第3章　忘れられない失神患者

《編　集》

産業医科大学医学部
不整脈先端治療学 教授
安部治彦

《執筆者》

産業医科大学医学部
不整脈先端治療学 教授
安部治彦

序章 総論
第1章 症例06/トピックス01/コラム02/コラム05
第2章 症例07
第3章 症例17/コラム11
第4章 コラム15/トピックス04

産業医科大学医学部
不整脈先端治療学 講師
河野律子

第1章 症例01/症例02/コラム04/コラム06
第2章 症例08/症例09/トピックス02/コラム07
第3章 症例13/症例14/症例16/コラム09/コラム12
第4章 症例18/症例19/症例20/コラム13/コラム14

順天堂大学医学部附属練馬病院
循環器内科 教授
住吉正孝

第1章 症例03/症例04/症例05/コラム01/コラム03
第2章 症例10/症例11/症例12/コラム08
第3章 症例15/トピックス03/コラム10

序章

序章 **総論** 安部治彦

失神患者へのアプローチ

診断プロセスはルールを理解することから

「昼に奥さんと散歩で歩行中，突然一時的に意識を失い倒れた．意識はすぐ回復したが，倒れた際に顔面と頭部を打撲し，前歯を数本折った．近くの救急病院で傷の応急処置を受けたが，頭部 CT 検査で頭には異常はないので大丈夫と言われた．これまで元気だったので安心していたが，退職後は健康診断も受けていなかったので心配になり受診した」と言って，67 歳の男性患者が奥さんと一緒にあなたの診察室のドアをノックしました．さて，あなたはその患者に対してどう対応するでしょうか？

まず最初に，この患者の意識消失の原因が何であったのかを判断したいと考えるでしょう．意識消失をきたす原因は山ほどあり，そこから原因を探っていくことになりますが，それには診断プロセスのルールがあり，そのルールをきちんと理解しておくことが重要です．まずは順を追って解説しましょう．

診断へのアプローチを理解する

〈第 1 のステップ〉「一過性意識消失発作（transient loss of consciousness：T-LOC）」であることを確認する

一過性意識消失発作とは，突然急速に発症する一過性の意識消失で，意識消失時間は短く（通常 1 〜 2 分以内），自然に回復するもの，と定義されています[1, 2]．本患者の意識消失は突然歩行中に発症し，短時間ですぐに回復したとのことから，一過性意識消失発作の定義にあてはまります．図 1 をみてください．一過性意識消失発作であることが確認されたら，次は一過性意識消失の原因が何であるかを探る必要があります．本患者の場合，転倒による脳震盪によるものではないことは明らかなので，この一過性意識消失の原因は失神か，てんかんか，あるいは心因性のもののいずれかである，と頭に浮かべる必要があります．

〈第 2 のステップ〉初期評価では，失神か非失神かを鑑別する

　初期評価は，一過性意識消失発作の原因が失神なのか，非失神なのかを鑑別することが目的です．これには「詳細な病歴聴取」「理学的所見」「心電図検査」などが含まれていますが，このなかで最も重要なのは「詳細な病歴聴

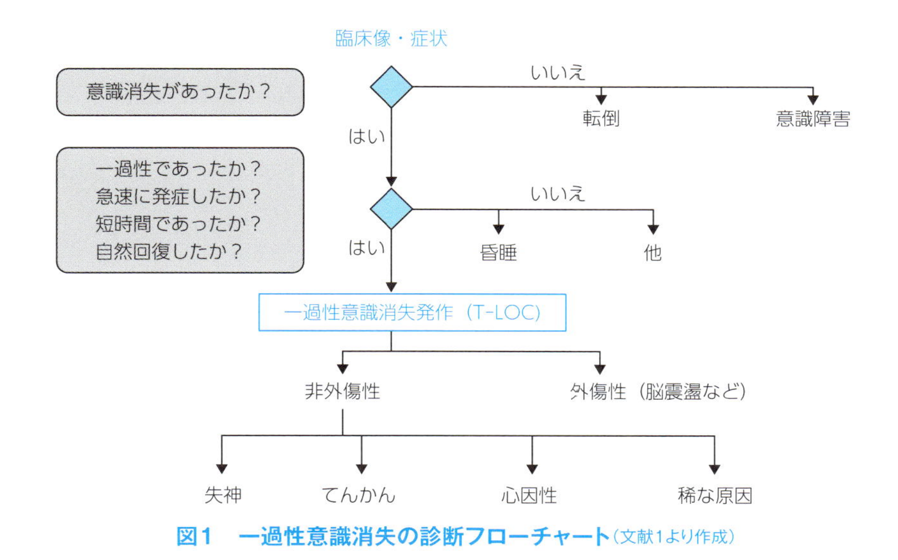

図1　一過性意識消失の診断フローチャート（文献1より作成）

取」です．患者本人のみならず目撃者である奥さんからも，意識消失時の状況を詳細に問診する必要があります．

1．詳細な病歴聴取

失神やてんかんなどを意識した問診を行うことが非常に重要なポイントとなります．表1に，意識消失直前・意識消失時・意識回復後の症状について失神とてんかん発作の症状の違いを示しています．症状は非常に類似していますが，これらの症状を念頭に置いた詳細な病歴聴取が重要です．ただ単に患者さんが話したことだけを記録するのではなく，こちらからその時の状況を問い合わせる必要があります．

たとえば，意識を失う前に何らかの前兆を思わせる症状がなかったかどうか，動悸を自覚していないかどうか，などです．失神の可能性が高いようであれば，反射性失神（血管迷走神経性失神や状況失神，頸動脈洞失神などがあります）や起立性低血圧，あるいは心原性失神がありますが，この病歴聴取でおおよその見当をつける必要があります．また，たとえば，倒れたのは歩行中かあるいは立ち止まったときに発生していたのかを確認し，立ち止まっている最中に意識消失をきたしていたのであれば血管迷走神経性失神も考慮しなければなりませんし，歩いている最中であれば心原性失神の可能性を考えないといけません．意識回復後にしばらくもうろうとしていなかったか，問いかけにきちんと反応していたか，けいれんはなかったか，などはてんかんとの鑑別に重要です．

さらに，意識消失時に開眼していたか閉眼していたかなどを目撃者（この場合は，奥さん）に確認することも重要です．意識消失中に閉眼しているのは心因性偽性失神で多くみられますが，失神やてんかん発作では，通常開眼していることが多いのです（白目をむいていた，など）．意識消失直前に動悸などの前兆を自覚していなかったか，これまで心疾患を指摘されたことはなかったか，などの情報は心原性失神との鑑別に非常に重要な病歴となります．起立直後あるいは起立後まもなく発症していれば，起立性低血圧も念頭

表1　失神発作とてんかん発作の症状による鑑別

		失神発作	てんかん発作
発作前	誘因（感情，体位など）	関連あり	関連なし
	発汗	あり	なし
	前兆	眼前暗黒感	déjà vu，epigastric
発作症状（目撃情報）	顔面蒼白	あり	なし
	チアノーゼ	稀	しばしば
	意識消失時間	30 秒以内が多い	1 分以上が多い
	けいれん	数秒～ 15 秒	1 ～ 2 分間
	自動症	稀	複雑部分発作ではしばしば
	咬舌	稀	ときに（舌側面）
	流涎	稀	しばしば
発作後	もうろう状態・失見当識	B	B
	筋痛・頭痛	C	C
	乳酸，CK 上昇	稀	しばしば（けいれん発作）

に置く必要があります．その際，高血圧や心疾患などで利尿薬や降圧薬などの内服薬の服用はないか，最近これらの薬の増量や変更などがないかどうかも問診での確認が必要になります．

2．理学的所見

単なる座位での血圧測定のみではなく，臥位と立位3分での血圧測定を行って，起立性低血圧の有無についても確認しておく必要があります．特に，起立性低血圧が疑われる場合には必須となります．診察室で，臥位と起立時（起立後3分以内）の血圧に明らかな血圧低下がなかったとしても必ずしも起立性低血圧が否定されるものではありませんので，注意が必要です．

再現性がないことはしばしば経験します.

3. 心電図検査

何らかの心電図異常がある，あるいは家族歴で心臓突然死歴がある，虚血性心疾患（心筋梗塞や狭心症など）や心筋症などの既往がある場合には，心エコー検査における心機能検査やホルター心電図検査は必須でしょう．過去にけいれんや脳血管疾患の既往，あるいは意識回復後に自動症を疑わせる症状や意識回復後でもしばらくぼんやりしているなどの症状がある場合には，てんかんの可能性もあるので，神経内科医による神経学的評価をしてもらうこともその後の鑑別診断を行ううえで重要です．基礎心疾患もなく，病歴上典型的な前兆（失神前駆症状）があり，症状も典型的で血管迷走神経性失神の疑いが非常に高いと判断されれば，外来でhead-up tilt（HUT）検査やactive standing検査を行うことも診断に非常に役立ちます.

〈第 3 のステップ〉失神疑いがあると判断された場合の対応

失神は症状であり，病名ではありません．したがって，失神が疑われた場合には，さらにその原因疾患の確定が必要になります．一過性意識消失の原因として失神疑いがある場合には，図 2 に示した診断フローチャートに従って精査を進めるのがよいでしょう．この診断フローチャートは，失神の原因診断にたどりつくまでの間，重症度に基づいて進められる点で非常に有用です．なぜなら，失神はその原因疾患により患者の生命予後のみならず，重症度や治療法もまったく異なってくるからです．失神の原因疾患と一般的な発生頻度，およびその生命予後を図 3 と図 4 に示します.

失神の原因が不明である場合（多くの場合がそうだと思いますが）には，まずリスクの階層化を行ってください．すなわち，ハイリスク所見の有無をチェックするのです．なぜならハイリスクの有無によって，その後の原因精査の進め方が大きく異なってくるからです．ハイリスクとは心原性失神を疑う所見のことです．表 2 に，失神患者のハイリスク因子を示しました．こ

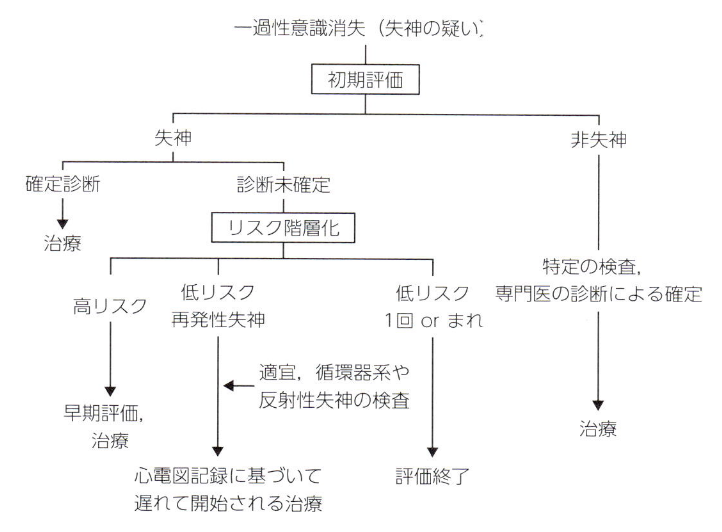

図2 診断のフローチャート

循環器病の診断と治療に関するガイドライン（2011 年度合同研究班報告）．失神の診断・治療ガイドライン（2012 年改訂版）．日本循環器学会・日本救急医学会・日本小児循環器学会・日本心臓病学会・日本心電学会・日本不整脈学会．http://www.j-circ.or.jp/guideline/pdf/JCS2012_inoue_h.pdf（2015 年 12 月閲覧）．

のハイリスク所見は必ず頭に叩き込んでおいてください．ハイリスク所見には，以下の 3 つがあります．

①基礎心疾患（心筋梗塞，心不全，など）や心機能低下の有無を確認する．

②失神発作時の症状（動悸症状の有無）や状況（臥位で発症したか／立位で発症しているか，労作中に発症したか／労作後に発症したか，など）を確認する．また，突然死の家族歴の有無も問診で確認する．

③心電図異常所見の有無について確認する．場合によっては，貧血の有無もチェックする．

これらのハイリスク因子が一つでもあればハイリスク患者と考えるべきで，心原性失神の可能性は否定できません．たとえば，最初に提示した症

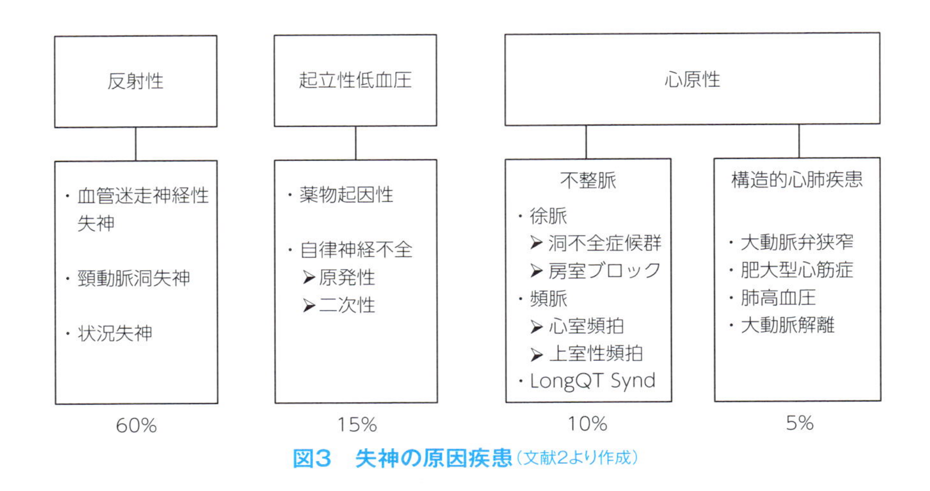

図3　失神の原因疾患（文献2より作成）

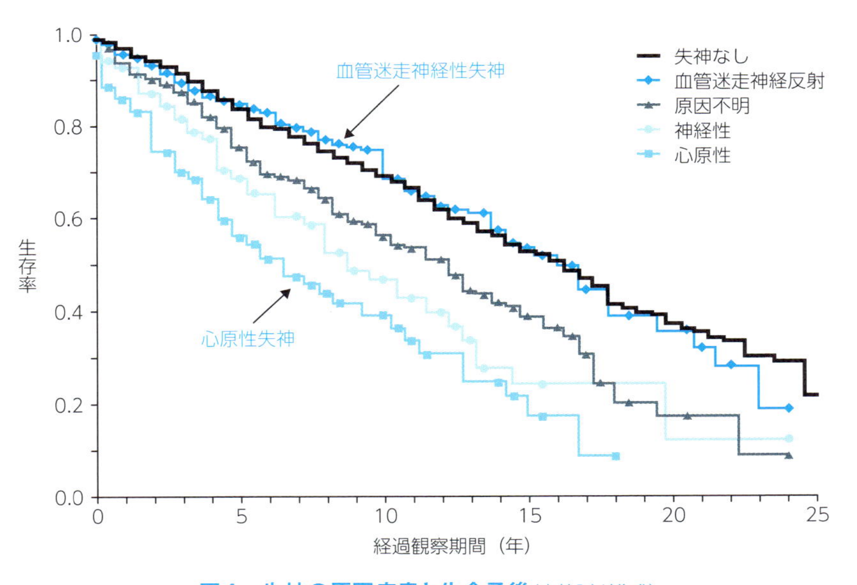

図4　失神の原因疾患と生命予後（文献3より作成）

表2　失神患者の高リスク基準

1. 重度の器質的心疾患あるいは冠動脈疾患：心不全，左室駆出分画低下，心筋梗塞歴

2. 臨床上あるいは心電図の特徴から不整脈性失神が示唆されるもの
   ①労作中あるいは仰臥時の失神
   ②失神時の動悸
   ③心臓突然死の家族歴
   ④非持続性心室頻拍
   ⑤二束ブロック（左脚ブロック，右脚ブロック＋左脚前枝 or 左脚後枝ブロック），QRS≧120ms のその他の心室内伝導異常
   ⑥陰性変時性作用薬や身体トレーニングのない不適切な洞徐脈（<50/分），洞房ブロック
   ⑦早期興奮症候群
   ⑧ QT 延長 or 短縮
   ⑨ Brugada パターン
   ⑩不整脈原性右室心筋症を示唆する右前胸部誘導の陰性 T 波，イプシロン波、心室遅延電位

3. その他：重度の貧血，電解質異常等

循環器病の診断と治療に関するガイドライン（2011 年度合同研究班報告）失神の診断・治療ガイドライン（2012 年改訂版）日本循環器学会・日本救急医学会・日本小児循環器学会・日本心臓病学会・日本心電学会・日本不整脈学会．http://www.j-circ.or.jp/guideline/pdf/JCS2012_inoue_h.pdf（2015 年 12 月閲覧）.

例の患者がもし過去に心筋梗塞の既往がある，あるいは心エコーで心機能が低下していたとしたら，当然ながら心原性失神の可能性が高くなるので，場合によってはさらなる心臓カテーテル検査や心臓電気生理検査（electrophysiological study：EPS）も必要になるかもしれません．それでも失神の原因が不明の場合には，植込み型ループ式心電計（implantable loop recorder：ILR）で経過を追うことも考慮する必要性が出てくるでしょう．

もしハイリスク因子がまったくなく，失神発作も単回あるいは極めて稀にしか発生していない場合には，その後の特別な検査は必要なく，経過観察のみでよいことになります．逆に，もしハイリスク因子が一つでもある場合には心原性失神の可能性が否定できないため，リスク因子に基づいたさらなる精査（検査）が必要となってきます．また，ハイリスク因子がまったくな

くてもこれまで失神発作を何度も繰り返している場合には，状況に応じてhead-up tilt 検査や頸動脈洞マッサージ，あるいは運動負荷心電図検査などが必要となることもあります．早期に ILR を植込むことも，無駄な検査を減らし早期に確定診断をつけるために有効と思われます．

以上の 3 つのステップを踏まえることで，失神患者のリスクを考慮した効率的な診断プロセスが導かれ，早期に失神の原因診断の確定，診断率の向上，不要な検査や入院などを削減することが可能となります．医療経済的側面からも，これらのステップを踏んだ失神の診断プロセスの有効性が示されています．ちなみに日本循環器学会の「失神の診断・治療ガイドライン（2012年改訂版）」[2)]では，これら 3 つのステップを踏まえた診療を行うことを推奨しています．

原因不明の失神の鑑別診断を進めて行くうえで，自分のこれまでの診療経験のみで判断したり，先入観だけで鑑別診断を進めていくことは誤診の原因にもなりやすく，また医療経済的にもあまり勧められません．これまでの診療経験やある種の勘も非常に大事であることはわかりますが，必ずしもその患者の原因疾患が自分の先入観と同じであるとは限らず，勘が外れてしまった場合には診断までに大きな時間のロスとなります．ここで示した 3 つのステップを踏むことで，取りこぼしを少なくし，より理論的で正確な診断プロセスを得やすくなり，結果として早期の原因診断の確定につながると考えられます．

国内における失神診療の現状
（不整脈専門医を含めた循環器科医への調査結果から）

メドトロニック社は，日本と米国でそれぞれおよそ 300 人程度の不整脈専門医を含めた循環器科医師に対し，失神診療の現状に関するアンケート調査を行っています．対象となった循環器科医師は，日本と米国ともそれぞれ無作為に抽出されていました．その調査結果は，非常に興味深く，また国内の現状を非常によく反映していると思われますので，その一部を紹介します．それぞれ不整脈専門医と一般循環器科医に分けて調査してあります．

失神ガイドラインの認知度に関する調査（図 5）

まず国内において，「失神の診断・治療ガイドライン（2012 年改訂版）」[2] などの失神ガイドラインを十分理解して診療にあたっていると答えた不整脈専門医は 4 割弱程度しかおらず，一般循環器科医においては何とわずか 2 割弱であった，との結果でした．驚くべきことですが，ガイドラインの内容をほとんど知らないと答えた不整脈専門医が 3 割程度もいました．国内の一般循環器科医に至っては，約半数がガイドラインの内容をほとんど知らないと答えています．

一方，米国では，不整脈専門医の約 6 割は失神の診断・治療ガイドライン[1] の内容を十分理解しており，ほとんど知らないと答えた不整脈専門医はわずか 2 割弱でした．日本と米国で，一般循環器科医および不整脈専門医のガイドラインの内容の認知度を比較すると，ガイドラインに関する理解度が大きく異なることがわかります．すなわち，国内の一般循環器科医師は，不整脈専門医も含めて，いまだに失神ガイドラインを十分理解せずに失神患者の診療を行っている現状が明らかとなっています．

心原性失神の疑いがある患者に対する検査に関する調査（図 6）

心原性失神が疑われる患者に対しては，心エコー検査やホルター心電図検査は日本および米国でもほとんどの患者に施行されている結果でしたが，これは当然と思われます．しかし，心原性の原因精査に必要と考えられる心エコーやホルター心電図以外の検査（たとえば，運動負荷心電図，head-up tilt 検査，心臓カテーテル検査，体外式ループ式心電計〔external loop recorder：ELR〕，心臓電気生理検査，植込み型ループ式心電計，など）の施行率は，日本は米国に比べて明らかに低いことが判明しました．特に，体外式ループ式心電計や植込み型ループ式心電計の使用頻度は米国に比べて極

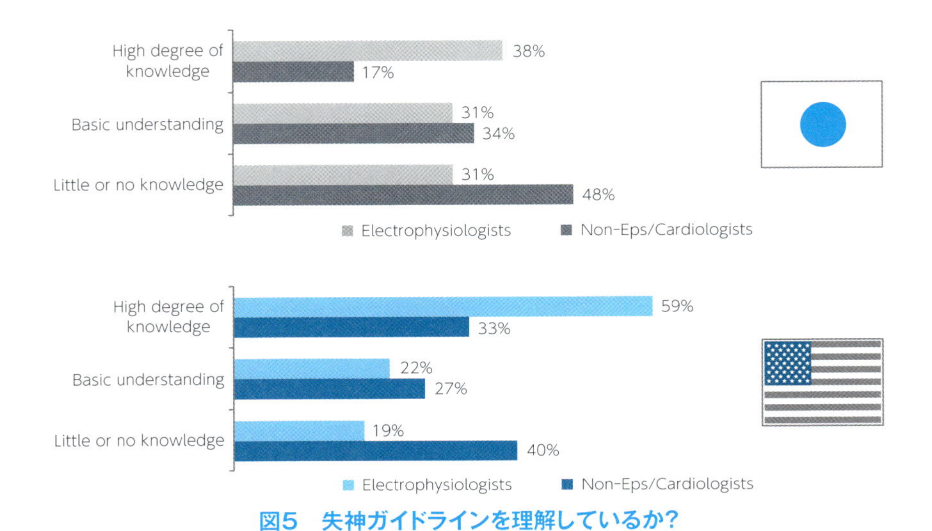

図5　失神ガイドラインを理解しているか?

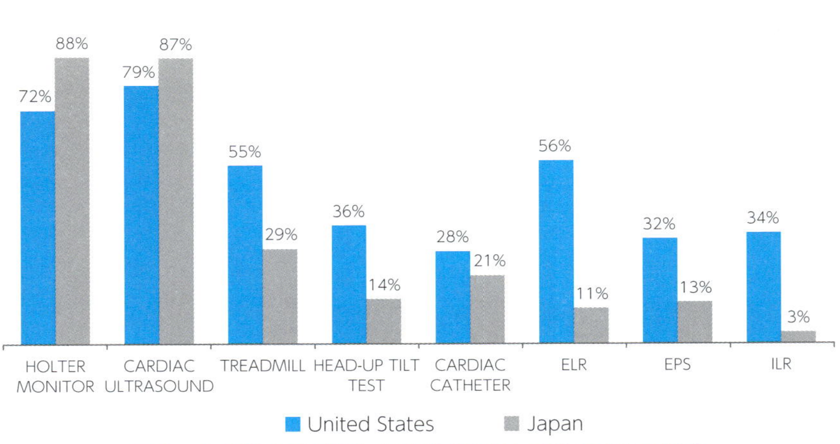

図6　心原性失神が疑われる患者に対して施行された検査

端に少ないことが明らかになりました．

さまざまな解釈は可能と思いますが，心原性失神の原因診断が心エコー検査とホルター心電図検査のみですべて明らかになるとはとても思えません．しかし，国内の一般循環器科医や不整脈専門医の現状は，心原性失神が疑われる患者に対して，とりあえず心エコー検査とホルター心電図検査を施行し，それらで異常がなければ，失神の原因が不明であってもそれ以上の原因精査はあまり行わずに，経過観察としているケースが多いのではないかと想像されます．

一方，米国の循環器科医師は，心エコー検査やホルター心電図検査で原因診断がつかなかった場合には，それ以外の種々の検査を施行しながら原因精査を試みていると考えられます．すなわち，突然死をきたし得る心原性失神患者に対する取り組みの姿勢あるいは考え方が，日本と米国の循環器科医師（不整脈専門医も含めて）では大きく異なっているのではないかと考えられます．おそらく心臓突然死の多い米国に比べれば，比較的少ない日本との違いもあるのかもしれません（とはいえ，日本も年間7万人以上の心臓突然死が発生していると報告されています）．失神患者に対する医師の認識の程度にも日本と米国で大きな相違があるのかもしれません．

国内における植込み型ループ式心電計（ILR）の使用頻度（対人口10万人当たり）

図7に，人口10万人当たりの失神患者におけるILR植込み患者数を国別に示しています（心房細動や他の疾患の検出を目的とした植込み数はここでは含みません）．日本では，医療機関を受診する失神患者数は非常に多く，年間約77万人に上ると報告[2)]されていますが，その一方で欧米諸国に比べ，明らかにILRの使用頻度は極端に少ないことがわかります．ILRが原因不明の失神疑い患者に使用されることを知らない医師はいないと思いますが……．

何も日本はILR植込み数だけが少ない訳ではありません．失神の診断に必要とされる他の種々の検査の施行率も非常に少なかった結果から考えると，

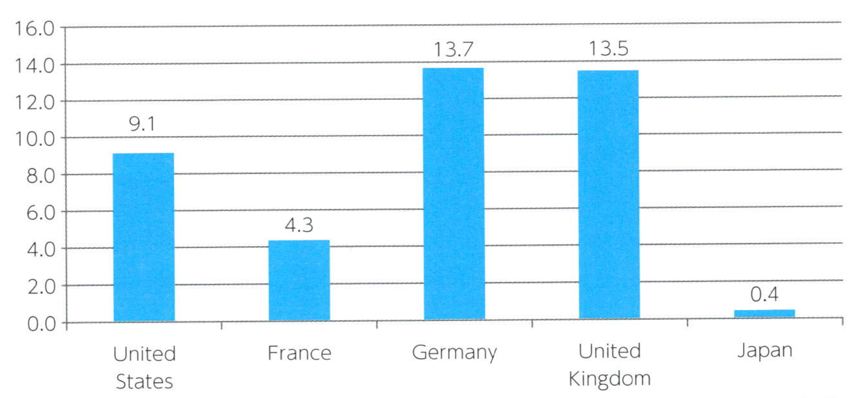

図7　原因不明の失神患者における植込み型ループ式心電計（ILR）の国別使用頻度（日本メドトロニック調査）

※2014年，対人口10万人当たり．

国内の循環器科医師は失神患者に対する認識がまだまだ欧米諸国に比べて非常に低いのではないかと危惧しています．失神医療に関して今後，循環器科医師へのさらなる理解を深める努力が必要ではないかと考えさせられます．

〈参考文献〉

1) Guidelines for the diagnosis and management of syncope (version 2009). European Society of Cardiology, European Heart Rhythm Association, Heart Failure Association, Heart Rhythm Society. Eur Heart J. 30, 2009, 2631-71.

2) 循環器病の診断と治療に関するガイドライン（2011 年度合同研究班報告）．失神の診断・治療ガイドライン（2012 年改訂版）．日本循環器学会・日本救急医学会・日本小児循環器学会・日本心臓病学会・日本心電学会・日本不整脈学会．http://www.j-circ.or.jp/guideline/pdf/JCS2012_inoue_h.pdf（2015 年 12 月閲覧）．

3) Soteriades ES, et al. Incidence and prognosis of syncope. N Engl J Med. 347 (12), 2002, 878-85.

第1章

明日やって来るかもしれない失神患者

症例 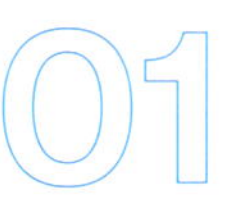 河野律子

若年者の血管迷走神経性失神

症例

年齢・性別：20 歳，女性.

主訴：失神発作.

既往歴・生活歴：小学生のときに，授業中に意識消失とけいれん発作を認め近医総合病院で精査を受けたが，頭部に異常はないとの結果で経過観察が行われていた．中学生時にもけいれん発作は伴わない意識消失発作を認めていた．高校 3 年生時に，本屋で立ち読みをしている際に，意識消失発作を認め，脳挫傷と外傷性くも膜下出血を起こし加療を受けた.

現病歴：大学生になり，授業中に 2 回の意識消失発作を認めたため，精査・加療目的で当院の神経内科を紹介受診した．神経内科外来で脳波検査を受けたが，てんかん波は確認されず，病歴から失神発作が疑われたため，循環器内科に院内紹介受診となった.

心エコー・心電図・胸部 X 線写真：異常は認められなかった.

診断・治療・経過

本症例では，意識消失時の重症の頭部外傷という既往がありました．当然，てんかん発作も疑うべきですが，病歴からは血管迷走神経性失神が疑われたため，head-up tilt 検査を行いました.

その結果，80°の受動立位を開始してから約 1 分 30 秒後に，洞性徐脈から 22 秒間の心停止に至りました（図 1, 図 2）．直後に tilt 台を臥位に戻し，tilt 台が下降し始めた途中で，上肢を持ち上げるような動作のけいれん発作が出現しました．臥位にして数秒後に意識は回復し，後遺症もなく，発語可能となりました．心抑制型血管迷走神経性失神と診断し，起立調節訓練法を開始しました．それ以後，失神の再発は認めていません．

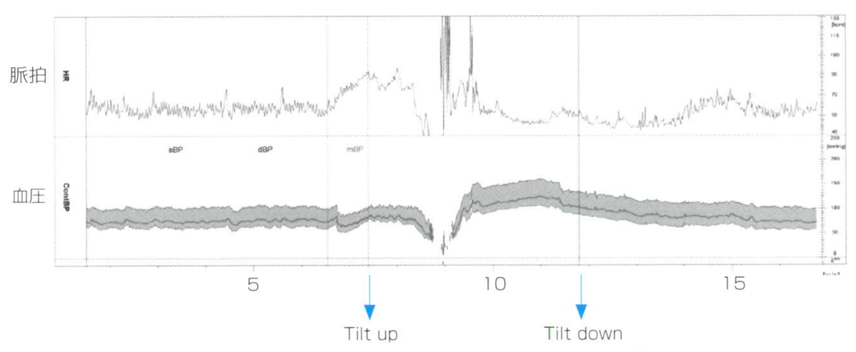

図1　Head-up tilt 検査の脈拍変動と血圧変動

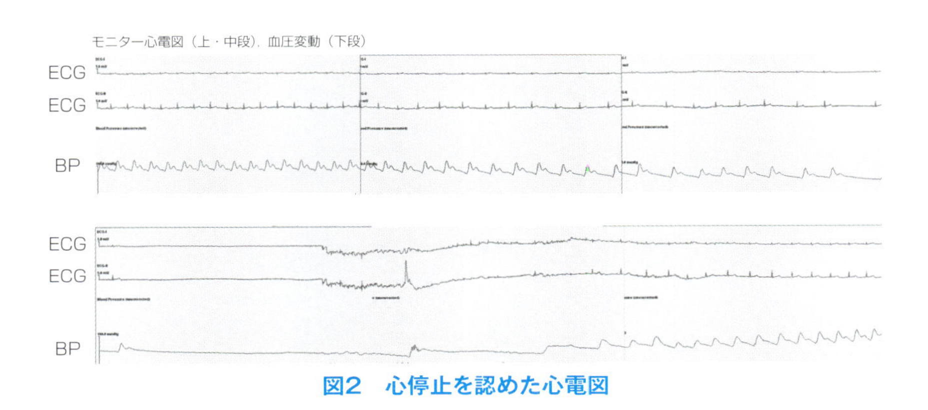

図2　心停止を認めた心電図

てんかん発作と診断されて加療を受けている再発性の意識消失発作の患者の多くが心抑制型血管迷走神経性失神であり，けいれん発作が原因で誤診断されていることが報告されています[1]．

けいれん発作の有無は診断への手がかりとして重要な所見ですが，「けいれん発作＝てんかん」ではないことに注意すべきです．特に，心抑制型の血管迷走神経性失神ではけいれん発作がしばしば観察されるので，てんかんとの鑑別が必要です．

▶症例のポイント

①典型的な失神発作であるが，神経学的精査のみがなされていた．
②心抑制型血管迷走神経性失神には，けいれん発作が伴うことがある．
③重症の心抑制型血管迷走神経性失神に起立調節訓練法が著効した．

〈参考文献〉

1) Petkar S, et al. Prolonged implantable electrocardiographic monitoring indicates a high rate of misdiagnosis of epilepsy-REVISE study. Europace. 14, 2012, 1653-60.

症例 02 河野律子

ペースメーカ植込み後の血管迷走神経性失神

症例

年齢・性別：80 歳，女性.

主訴：意識消失発作.

既往歴・生活歴：65 歳時に，洞不全症候群のためペースメーカ植込み術を受けていた．ペースメーカ植込み後は，問題なく生活していた（図 1）.

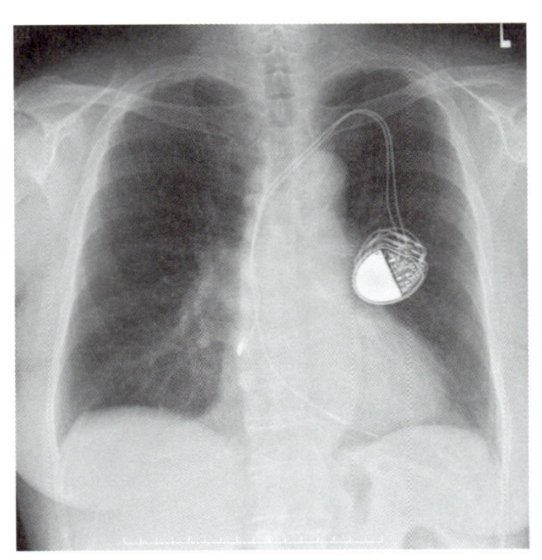

図1　胸部X線写真

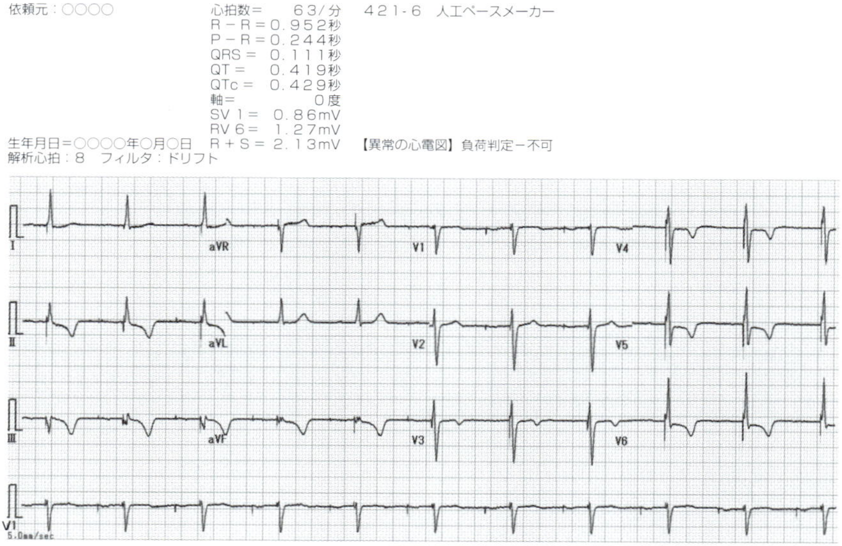

依頼元：○○○○
心拍数＝　63/分　421-6　人工ペースメーカー
R－R＝0.952秒
P－R＝0.244秒
QRS＝　0.111秒
QT＝　0.419秒
QTc＝　0.429秒
軸＝　0度
SV1＝　0.86mV
RV6＝　1.27mV
生年月日＝○○○○年○月○日　R＋S＝　2.13mV　【異常の心電図】負荷判定－不可
解析心拍：8　フィルタ：ドリフト

I　aVR　V1　V4
II　aVL　V2　V5
III　aVF　V3　V6
V1
5.0mm/sec

図2　12誘導心電図

現病歴：10日前に，外出先で人込みのなかを歩き疲れて立っていた際に10秒程度の意識消失を認め，直後に意識は回復したものの救急搬送された．救急外来で頭部CTを含めた精査を受けたが，異常はなく帰宅となった．

しかし，2日前に買い物に行った際に，前回と同様に気分不良を認め，失神前駆症状を認めたため来院した．

心エコー：器質的異常は認められなかった．心機能も正常であった．

12誘導心電図：心房ペーシング調律で脈拍は60/分（図2）．

診断・治療・経過

ペースメーカ植込み後であり，心エコーでは器質的疾患はなく，失神時の状況を本人と目撃していた家族から聴取したところ，血管迷走神経性失

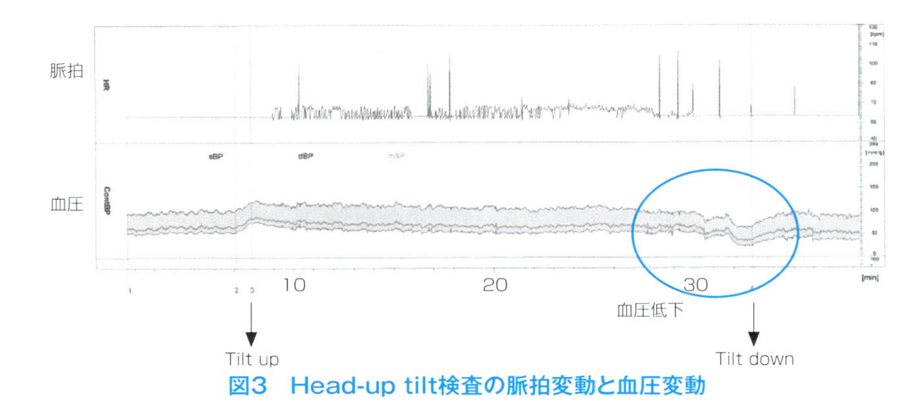

図3　Head-up tilt検査の脈拍変動と血圧変動

神が疑われたため head-up tilt 検査を行いました．検査中は，80°の受動的立位前後は 60bpm の心房・心室ペーシングで経過していました．受動的立位から 23 分が経過したところで，気分不良を訴え，収縮期血圧は 124mmHg から 60mmHg まで徐々に低下し，血管抑制型の血管迷走神経性失神であると診断しました（図 3）．

診断後，十分な生活指導と失神前駆症状出現時の失神回避法を指導し，自宅での起立調節訓練法を開始しました．それから 2 カ月後に再度 head-up tilt 検査を施行したところ，80° 30 分間の受動的立位でも，症状の誘発は認めませんでした．

本症例は，すでにペースメーカ植込み後の患者でしたが，血管抑制型の血管迷走神経性失神を認め，起立調節訓練法で軽快しました．その結果，症状は改善し，以後 8 年間にわたり失神の再発は認めていません．

▶症例のポイント

①ペースメーカ植込み患者の失神発作であった．

② Head-up tilt 検査で血管抑制型の血管迷走神経性失神と診断した．

③血管抑制型の血管迷走神経性失神に起立調節訓練法が著効した．

症例 03 住吉正孝

嚥下により発作性房室ブロックが誘発された失神例

症例

年齢・性別：78 歳，男性.

主訴：下血と失神発作.

既往歴・生活歴：高血圧症，脂質異常症，十二指腸潰瘍の既往があり，14 年前に後下壁の心筋梗塞，2 年前に前壁中隔梗塞（非 Q 波梗塞）のため左前下降枝にカテーテル治療（percutaneous coronary intervention：PCI）を施行している.

現病歴：3 年前ごろより急いで食事をした際にめまいを自覚，1 カ月半前に食事中に数分間の意識消失があったが放置していた．その後，下血のため緊急入院となり，上部内視鏡検査で胃潰瘍からの出血を認めクリッピングを施行した.

理学的所見：入院時，収縮期圧 80mmHg 台の低血圧を認めたが，脈拍 66/分で整，胸腹部所見に異常は認めなかった．入院時の心電図は，心拍数 70/分の洞調律で PR 時間の延長（0.28 秒），四肢誘導Ⅲと aVF に異常 Q 波を認めた. 胸部 X 線写真では CTR 46%と心拡大なく, 肺野に異常はなかった．血液検査で Hb8.2g/dL の貧血を認めたため，輸血などにより治療を行い低血圧と貧血は改善した.

しかし，食事中に 1 ～ 2 分の意識消失が出現，ホルター心電図で朝食中に高度房室ブロックを伴い最長5.6秒の心停止を認めた（図1）．嚥下性失神を疑い，心電図モニター下に嚥下負荷試験を施行したところ，冷水や温水では異常はなかったが，そば（固形物）の嚥下時に再現性をもって高度房室ブロックが誘発され，めまいを伴った（図2A）．この房室ブロックは硫酸アトロピン0.5mg静注後には誘発されなくなった（図2B）．上部消化管造

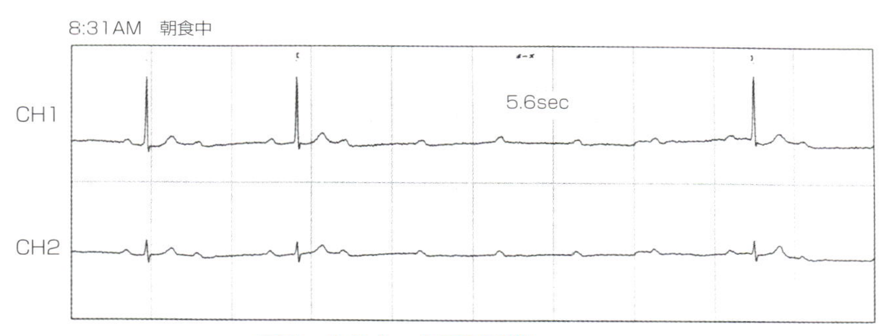

図1　ホルター心電図記録（文献3より）
朝食中に高度房室ブロックによる最長5.6秒の心停止を認めた．

A：嚥下時（固形物：日本そば）

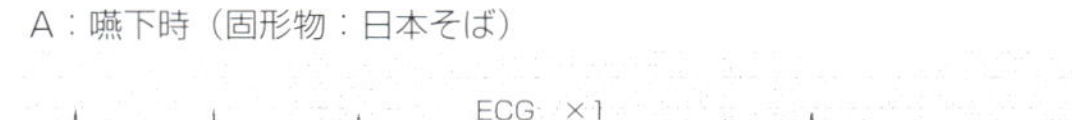
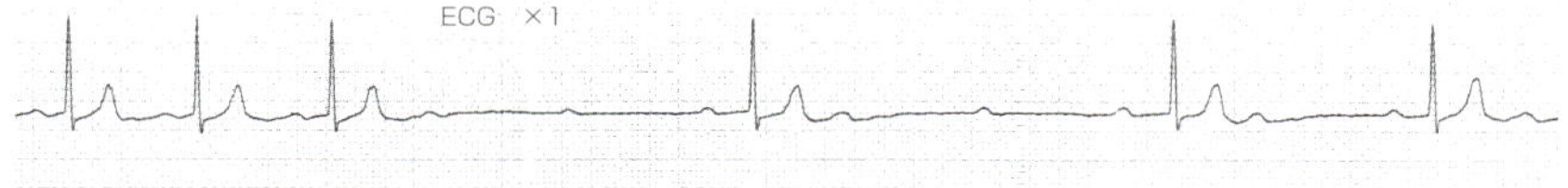

B：嚥下時（硫酸アトロピン0.5mg静注後）

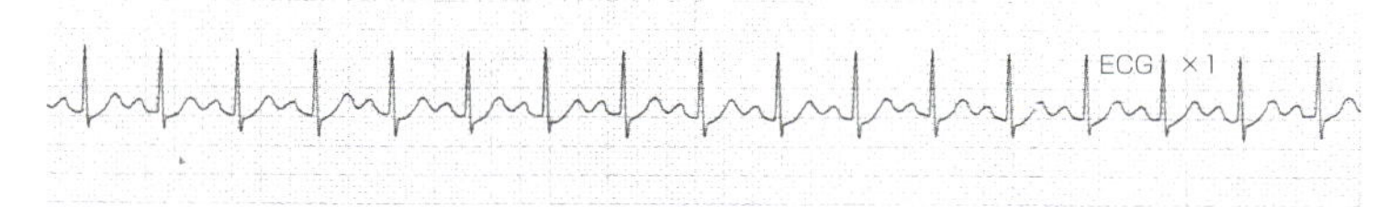

図2　嚥下誘発試験（文献3より）
A：固形物（日本そば）の嚥下時に再現性をもって房室ブロックが誘発され，めまいを伴った．
B：硫酸アトロピン0.5mg静注後には同様な嚥下によっても房室ブロックは誘発されず，症状も消失した．

影では食道中部に憩室を認めたが，蠕動異常や拡張障害は認めなかった．食道バルーンによる50mmHgの加圧により食道中部（憩室部位）のみならず食道下部でも，第2度以上の房室ブロックが再現性をもって誘発された（図3）．後日施行した頸動脈洞マッサージ，バルサルバ手技による迷走神経刺激では異常を認めなかった．

以上より，発作性房室ブロックによる嚥下性失神と診断した．DDDペースメーカの植込みを施行し，その後は失神発作の再発はない．

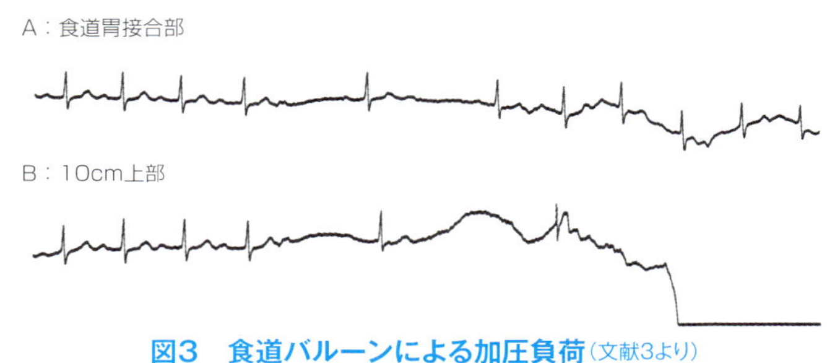

図3　食道バルーンによる加圧負荷（文献3より）
食道憩室部（B）のみでなく，食道胃接合部付近（A）でも50mmHgの加圧により第2度房室ブロックによる徐脈が誘発された．

診断・治療・経過

嚥下性失神（swallowing syncope）は状況失神に含まれる比較的稀な病態です[1]．これまで60例以上の報告がありますが，中高年（40～70歳代）に多く，67%が男性例です[2]．失神の誘因は本症例のように固形物が多いですが，炭酸飲料，温水，冷水でも誘発される例があります．本症例のように心電図モニター下での嚥下負荷試験は診断に有用です（図2）．また，食道バルーンによっても徐脈性不整脈が誘発されます（図3）．食道疾患の合併が約40%に認められ，食道ヘルニア，スパズム，憩室，がん，アカラジアなどが報告されています[2]．基礎心疾患としては心筋梗塞後が比較的多く，特に本症例のように下壁梗塞後の慢性期に発症しています[3)].

嚥下性失神の原因は食道圧受容体の感受性亢進による迷走神経反射です[1)].そのため，本症例のように硫酸アトロピンにより発作は抑制されます．また，非常に稀ではありますが同様な病態として嘔吐失神（vomiting syncope）があります[4)]．機序は食道拡張に対する圧受容体の感受性亢進とされますが，嚥下性失神の合併例はなく，嘔吐失神はより急激な食道拡張に起因して発症するのかもしれません．

治療は誘因（固形物，炭酸飲料など患者により異なる）を避け，固形物は十分に咀嚼して小さくしてから飲み込むなどの生活指導が有効ですが，失神を繰り返し，発作時に徐脈や心停止が確認されている例ではペースメーカ治療の適応です．一般的に反射性失神（特に血管迷走神経性失神）では血管拡張による血圧低下を伴うため，ペースメーカ治療の効果は限定的ですが，嚥下性失神では著しい徐脈・心停止を伴う心抑制型が多いためかペースメーカ治療の有効性は高いようです．

▶症例のポイント

①食事中に失神する患者では嚥下性失神を疑い，ホルター心電図・心電図モニターを施行する．

②嚥下性失神では嚥下負荷試験や食道バルーンによる誘発試験が診断に有用である．

③まずは誘因を避けるなどの生活指導を行うが，再発例・重症例ではペースメーカ治療が有効である．

〈参考文献〉

1) 循環器病の診断と治療に関するガイドライン（2011 年度合同研究班報告）．失神の診断・治療ガイドライン（2012 年改訂版）．日本循環器学会・日本救急医学会・日本小児循環器学会・日本心臓病学会・日本心電学会・日本不整脈学会．http://www.j-circ.or.jp/guideline/pdf/JCS2012_inoue_h.pdf（2015 年 12 月閲覧）．

2) 住吉正孝ほか．状況失神，失神の診断と治療．安部治彦編．大阪，メディカルレビュー社，2006，77-87．

3) 長島修ほか．下壁梗塞後に発症して嚥下性房室ブロックの 1 例．心臓．33，2001，409-14．

4) Mehta D, et al. Recurrent paroxysmal complete heart block induced by vomiting. Chest. 94, 1988, 433-5.

症例 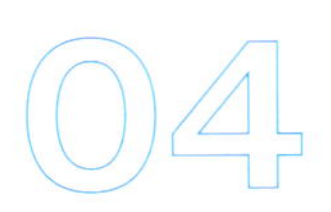 住吉正孝

バルサルバ手技により発作が再現された咳嗽失神例

症例

年齢・性別：59 歳，男性.

主訴・現病歴：数年前から健康診断で脂質異常を指摘されていた．夜，自宅の玄関で友人と立ち話をしているときに，急に激しく咳き込み，咳き込んで間もなく失神した．失神後は 10 秒以内に後遺症もなくすみやかに意識は回復したが，失神の精査目的に当科を受診した.

既往歴・生活歴：心疾患の既往なく，失神や突然死を含め家族歴も特記すべきことはない．現在は禁煙しているが，1 日 40 ～ 60 本を 55 歳まで 35 年間の喫煙歴があり，飲酒は日本酒 1 ～ 2 合／日である.

理学的所見：受診時の身体所見では，身長 166cm，体重 74kg，BMI26.8 と肥満傾向，血圧は 124/80mmHg，脈拍 56/分・整，貧血，黄疸を認めず，下腿浮腫もない．頸部に血管性雑音を聴取せず，心雑音なく，呼吸音も正常，腹部所見にも異常は認めなかった.

心電図は心拍数 59/分の洞調律で，異常なく，胸部 X 線写真では肥満による横隔膜挙上を認めるも心拡大はなかった．心エコー検査でも肥大などの異常は認めなかった．失神の精査のため head-up tilt 検査を施行，tilt 角 80° で 30 分間の passive tilt と 10 分間の ISP 負荷 tilt を行ったが陰性であった．また，左右の頸動脈洞マッサージを仰臥位および 60° tilt-up 状態でそ

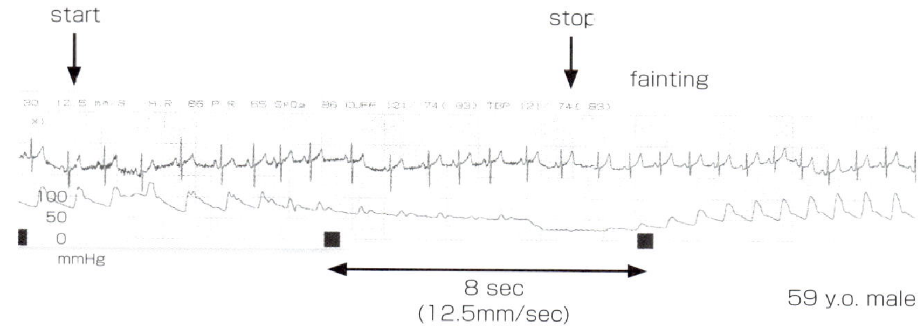

図1　バルサルバ手技による心電図モニターと血圧の変化

60° にtilt-upした状態で深吸気の後，バルサルバ手技様のいきみを行ったところ心拍数の変動はなかったが，血圧が50mmHg以下に低下し，一過性の意識消失が出現した．

れぞれ 10 秒間施行したが徐脈や血圧低下は認めなかった．

次に心電図，血圧をモニターしながら仰臥位でバルサルバ手技を行った．深吸気の後，約 10 秒間のいきみを行ったところ，心拍数に大きな変動はなく，血圧は 70mmHg にまで低下を認めたが意識低下はなかった．60° tilt-up 状態で深吸気の後，同様ないきみを行ったところ，心拍数の変動はなく血圧が 50mmHg 以下に低下し，一過性の意識消失が再現された（図 1）．

以上より咳嗽失神と診断，治療は禁煙の継続とともに咳の予防と治療，減量に加え，いきみなどのバルサルバ手技様の動作に注意するように生活指導を行い，その後は失神の再発はない．

診断・治療・経過

咳嗽失神（cough syncope）は中年（30～50 歳代）の男性に多く，肥満または頑強で胸郭が大きい患者が多いとされています[1]．これは咳によって胸腔内圧が上昇しやすいためです．また，大量に喫煙・飲酒する患者も多く，慢性閉塞性肺疾患をよく合併しています[1, 2]．図 2 に咳嗽失神の 2 種類の機序を示します[3]．胸腔内圧上昇に起因する場合と神経反射に起因する場合です．前者では激しい咳により胸腔内圧が上昇することに起因して，静脈還流量が減少，心拍出量低下により脳血流が低下することが原因となります．加えて胸腔内圧上昇は脳脊髄圧を上昇させますので，脳動脈を圧迫して脳血流を低下させ失神する場合もあります[4]．後者には，気道における圧受容体の過敏に起因するものや頸動脈洞過敏によるものが含まれます．〈症例 05〉で頸動脈洞過敏症が原因の咳嗽失神を紹介します．

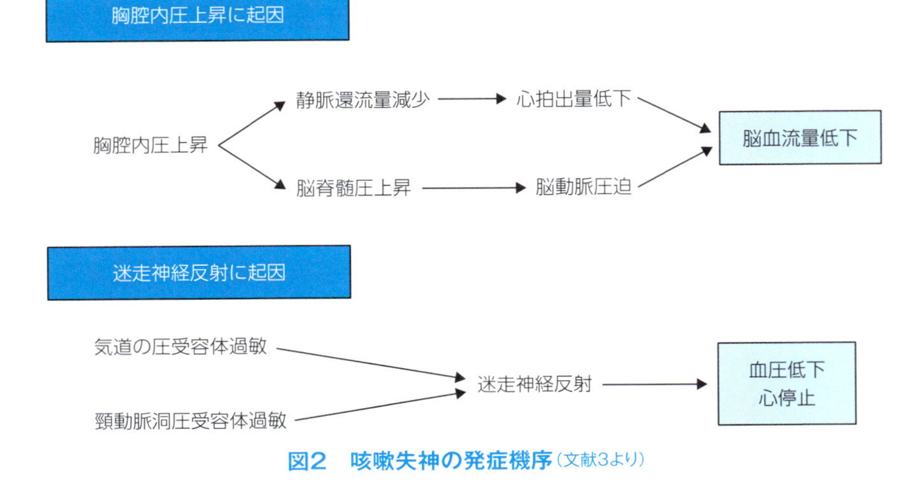

図2　咳嗽失神の発症機序（文献3より）

本症例ではバルサルバ手技で失神が誘発されましたが，同様な病態として，咳嗽以外でも，爆笑・大笑い（laughter syncope）[5]，排便，重量挙げ，トランペットなどの金管楽器吹奏などでも同様な機序で失神が誘発されることがあります．これらはバルサルバ関連失神（Valsalva-related syncope または Valsalva-mediated syncope）として報告されています[5]．

咳嗽失神の治療は咳の予防と治療であり，禁煙や肺疾患の治療です．本症例でも禁煙と減量を指導しました．

▶症例のポイント

①咳嗽失神には胸腔内圧上昇に起因する場合と神経反射に起因する場合の 2 種類の機序がある．

②血行動態をモニターしながら，バルサルバ手技や頸動脈洞マッサージを施行することにより症状（病態）が再現できる可能性がある．

③バルサルバ関連失神として咳嗽以外でも，爆笑・大笑い，排便，重量挙げ，トランペットなどの金管楽器吹奏などで同様な機序による失神が起こり得る．

〈参考文献〉

1）循環器病の治療と診断に関するガイドライン（2011 年度合同研究班報告）．失神の診断・治療ガイドライン（2012 年改訂版）．日本循環器学会・日本救急医学会・日本小児循環器学会・日本心臓病学会・日本心電学会・日本不整脈学会．http://www.j-circ.or.jp/guideline/pdf/JCS2012_inoue_h.pdf（2015 年 12 月閲覧）．

2）KerrA Jr., et al. The syndrome of cough syncope. Ann Intern Med. 39, 1953, 1240-53.

3）住吉正孝ほか．状況失神，失神の診断と治療．安部治彦編．大阪，メディカルレビュー社．2006，77-87.

4）Mattle HP, et al. Transient cerebral circulatory arrest coincides with fainting in cough syncope. Neurology. 45, 1995, 498-501.

5）Braga SS, et al. Laughter-induced syncope. Lancet. 366, 2005, 426.

症例 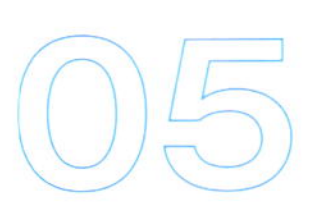 住吉正孝

頸動脈洞過敏症に起因する咳嗽失神例

症例

年齢・性別：55 歳，男性.

主訴：意識消失発作.

既往歴・生活歴：観光バスの運転手．数年前より胃潰瘍で近医に通院加療中であった．失神や突然死の家族例はない．喫煙は 1 日 20 本を 30 年間，飲酒は毎日ビール大瓶 1 本程度である.

現病歴：2 年前に自宅で夕食中に飲酒，むせて激しい咳をしたときに数秒間の意識消失をきたしたが，すぐに後遺症なく回復したため放置していた．最近，風邪気味で，夕食時に座位で強く咳き込んだところ，数秒間の意識消失発作をきたして前のめりに倒れた．すぐに後遺症なく意識は回復したが，精査のため会社の診療所から当科外来へ紹介となった.

理学的所見：受診時の身体所見では，身長 158cm，体重 74kg，BMI29.6 と肥満を認め，血圧は 120/80mmHg，脈拍 58/分・整，貧血，黄疸を認めず，頸部に血管性雑音を聴取しなかった．胸腹部に異常なく，下腿浮腫も認めなかった.

心電図は心拍数 56/分の洞調律で，明らかな ST-T 変化なく，胸部 X 線写真では心拡大なく，肺野にも異常はなかった．心エコー検査では基礎心疾患なく心機能は正常，ホルター心電図では単発の上室および心室期外収縮をわ

ずかに認めるのみであった．失神の原因として反射性失神を疑い，頸動脈洞マッサージと head-up tilt 検査を施行した．

頸動脈洞マッサージは仰臥位で左右それぞれ 10 秒間ずつ行い，その後ベッドを 60° まで起こし再度施行した．仰臥位では右の頸動脈洞マッサージで心拍数が一過性に 64/分から 40 台に低下，血圧も約 30mmHg 低下したが，自覚症状はなかった（図 1）．60° tilt-up の状態で再度頸動脈洞マッサージを行ったところ，右のマッサージで 7 秒の心停止が誘発され失神した（図 2）．意識はすぐに回復し，後遺症はなかった．左頸動脈洞マッサージでは仰臥位，60° tilting 時ともに心拍数・血圧にほとんど変化を認めなかった．また，60° tilting 時に激しく咳き込んだが，血圧低下や徐脈・心停止は出現せず，失神も生じなかった．その後，80° で 30 分間の head-up tilt 検査を行ったが失神発作は誘発されず，低血圧や徐脈も出現しなかった．

Carotid sinus massage (supine position)

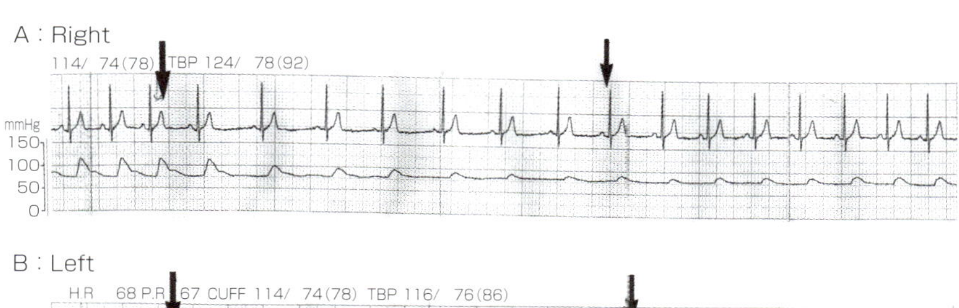

図1 仰臥位における頸動脈洞マッサージ（文献2より）

A：右側のマッサージで心拍数が一過性に40/分台の徐脈となり，血圧も約30mmHg低下したが，特に自覚症状はなかった．
B：左側のマッサージでは心拍数，血圧ともに変化を認めなかった．
矢印は頸動脈洞マッサージの開始と終了を示す．

以上の検査結果より，本症例では頸動脈洞過敏症に起因する咳嗽失神と診断した．治療として禁煙などの生活指導を行い，転職（観光バスの運転手）と予防的なペースメーカ植込みを勧めたが，患者の理解が得られなかった．その後，産業医の判断でバスの運転は禁止された．

診断・治療・経過

頸動脈洞失神（carotid sinus syncope）または頸動脈洞症候群は血管迷走神経性失神，状況失神とともに反射性失神に含まれる病態です[1]．頸動脈洞症候群は頸動脈洞の圧受容体過敏に起因する病態で，中高年の男性に多く，加齢に伴う動脈硬化との関係が指摘されています[1]．失神などの脳虚血症状は着替えや運転，荷物の上げ下ろしなどで頸部の回旋や伸展，ネクタイなどの頸部への圧迫が誘因となります[1]．また，頸動脈洞を圧排するような頸部腫瘍や頸部リンパ節腫大などによって起こる場合もあります．本症例では激しい咳嗽による頸部の急激な伸展によって右頸動脈洞の圧受容体が刺激され，一過性の心停止をきたし失神したと考えられました．

頸動脈洞失神の診断には頸動脈洞マッサージが有用で，頸動脈洞マッサージにより 3 秒以上の心停止もしくは 50mmHg 以上の血圧低下を伴い意識消

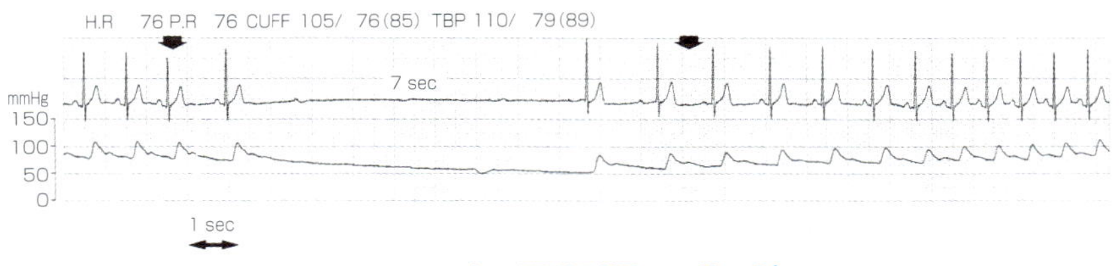

図2　60°にチルト中の頸動脈洞マッサージ（文献2より）
右側のマッサージで7秒の心停止が誘発され失神した．矢印は頸動脈洞マッサージの開始と終了を示す．

失した場合に診断されます[1]．頸動脈洞マッサージの反応から心抑制型，血管抑制型，混合型の 3 種類に分類されますが，head-up tilt 検査に比べ心抑制型が比較的多いようです．本症例のように，頸動脈洞マッサージを立位（tilt-up）で施行することにより診断率が高まります[2, 3]．この理由は立位や tilting により交感神経がより緊張状態となるため，迷走神経反射がより強く発現するためと考えられ，accentuated antagonism と呼ばれる現象です[4]．

治療は上記の誘因を予防する生活指導に加え，反復する心抑制型失神にはペースメーカ治療（DDD，DDI）が有効であり「失神の診断・治療ガイドライン（2012 年改訂版）」でもクラスⅠの適応となっています[1]．咳嗽失神については〈症例 04〉を参照してください．

▶症例のポイント

①頸動脈洞失神（頸動脈洞症候群）は頸動脈洞の圧受容体過敏に起因する病態で反射性失神に含まれる．

②中高年の男性で，頸部の回旋や伸展，ネクタイなどの頸部への圧迫が誘因の失神では頸動脈洞マッサージを施行すべき．

③頸動脈洞マッサージは仰臥位＋立位（tilt-up）で施行することにより診断率が高まる．

④反復する心抑制型（比較的多い）にはペースメーカ治療（DDD，DDI）が有効で，「失神の診断・治療ガイドライン（2012 年改訂版）」でもクラスⅠの適応．

〈参考文献〉

1) 循環器病の診断と治療に関するガイドライン（2011 年度合同研究班報告）．失神の診断・治療ガイドライン（2012 年改訂版）．日本循環器学会・日本救急医学会・日本小児循環器学会・日本心臓病学会・日本心電学会・日本不整脈学会．http://www.j-circ.or.jp/guideline/pdf/JCS2012_inoue_h.pdf（2015 年 12 月閲覧）．

2) 宮野祥子ほか．咳嗽失神を示した頸動脈洞過敏症の 1 例．順天堂医学．45，1999，420-3.

3) Brignole M，et al．Carotic sinus syndrome．Diagnosis，natural history，and treatment．Eur J Pacing Electrophysiol．4，1992，247-54.

4) 井上博．“自律神経の電気生理学的作用”．循環器疾患と自律神経機能．井上博編．東京，医学書院．35-57，1996.

症例 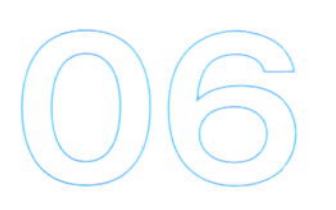 安部治彦

重症の起立性低血圧による失神症状をペースメーカで治療した症例

症例

年齢・性別：65 歳，男性.

主訴：起立時の意識消失の繰り返しにより，紹介受診.

既往歴・生活歴：特記事項なし.

現病歴：10 年前に近医にて，洞不全症候群の診断でペースメーカ植込み手術を受けていた．ペースメーカの設定は，下限レート 60ppm，AV 時間は 200ms に設定されていた.

5 年前から立位時の失神と立ちくらみを自覚するようになった．症状は徐々に増悪し，ベッドから立ち上がると症状がひどいため，しばらく座った状態から立ち上がるようにして過ごしていた．また, 鉱質コルチコイド薬（フロリネフ®）や血管収縮薬（α刺激薬）などもすでに投与されていたが，ほとんど改善効果を認めていなかった.

その後，症状の程度は徐々に増悪し，意識消失なしに立ち上がることがまったくできない状態となり，自力での日常生活はできず介助を必要とする状況で，当科を紹介された.

理学的所見：脈拍数 60/分，臥位での血圧は 128/74mmHg，立位になる

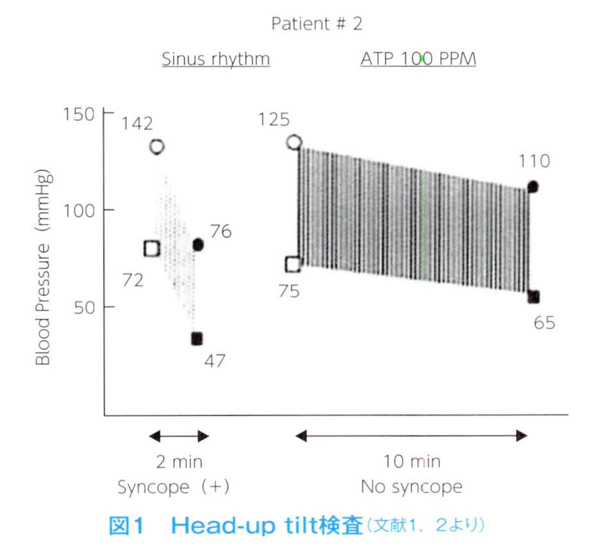

図1　Head-up tilt検査（文献1，2より）

と62/44mmHgと著明な血圧低下を認めた．発汗障害以外にも腸管運動障害による便秘を認めた．

神経学的所見：原因は明らかでないが，交感神経のみならず副交感神経障害も著明で，原発性汎自律神経障害の状態であった．

ホルター心電図：心房ペーシング（60ppm）の状態で，心室は自己伝導で興奮しており，narrow QRS波形であった．心拍数は心房ペーシングでほぼ一定であり，それ以外に異常所見は認めなかった．ペーシング不全やセンシング不全は認めなかった．

運動負荷心電図：自分で起立できる状態ではなく，起立できたとしても運動負荷が施行できる状態ではなかった．

心エコー検査：心機能は正常で，基礎心疾患はない．

Head-up tilt検査（図1）：起立性低血圧の正確な重症度評価を行うために施行した．臥位時の血圧140/72 mmHgからtilt台を+80°の立位にすると，

1 分以内に血圧は 76/47mmHg にまで急激に低下し，失神した．

診断・治療・経過

本患者は，原因不明（原発性）の汎自律神経障害による重症起立性低血圧の症例です．臨床的にも，起立時の低血圧に伴う症状（立位時の失神）により自力での移動がまったくできない状態で，移動にはストレッチャーか車椅子が必要でした．発汗障害や便秘などの汗腺障害や腸管運動障害もありました．また MIBG 心筋シンチグラムでは，心臓広範囲に交感神経障害をきたしていることが明らかになりました．

本患者にはすでに心臓ペースメーカが植込まれており，心房はほとんどペーシングの状態であったこと，洞不全症候群があり起立時の血圧低下に伴う代償機転である心拍数上昇反応がまったく認められていなかった点に注目しました．心房ペーシングレートを上昇させることで，血圧低下時の心拍数上昇による代償機構を少しでもはたらかせることが可能ではないかと考えられます．図 1 に，心房ペーシングの下限レートを 60ppm から 100ppm に上げ，1 週間後に tilt 台を用いて起立時の血圧変化を評価しました．その結果，心房ペーシングレート 60ppm では，起立後 1 分以内に血圧が臥位時の 142/72mmHg から立位時 76/47mmHg へと急激に低下し，すぐ失神していたのですが，心房ペーシングレート 100ppm にすると，臥位時 125/75mmHg から立位後 10 分経過しても 110/65mmHg と血圧は保たれ，患者の失神症状は消失し，劇的に改善しました．

実際，その後この患者は自分自身で起立歩行が可能となり，自宅での生活に戻ることが可能になる程まで改善しました．現在も心房ペーシングレート 100ppm で自己伝導による自己心室興奮（心房ペース，心室センス）の状態で経過し，外来フォローしていますが，患者は元気に通院できる状態です．

これまで当科では，重症起立性低血圧で立位不能であった 5 例の患者に対して，心房高頻度ペーシング（ペーシングレート 90 ～ 100ppm）を行い，

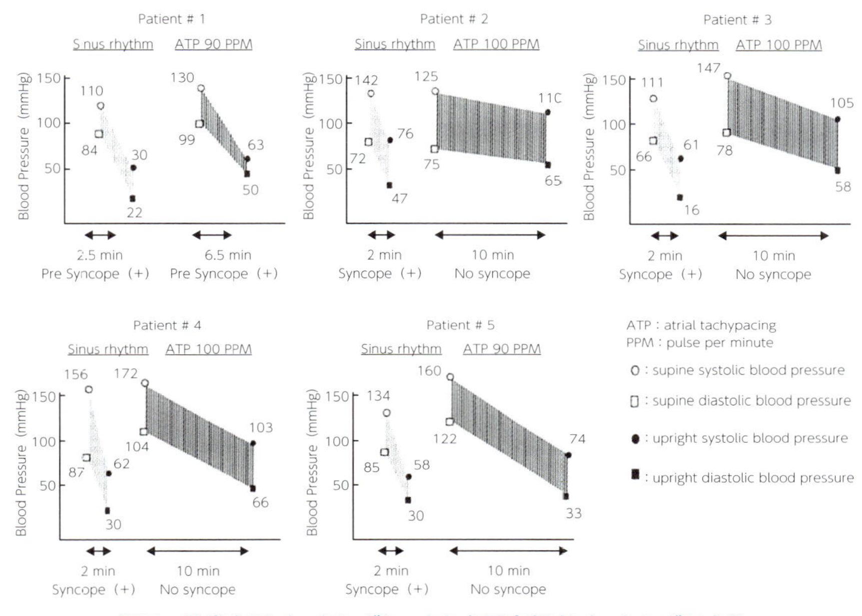

図2 通常心房ペーシングレートと心房高頻度ペーシングによる起立時の血圧変化(文献1，2より)

臥位と立位で結果を比較.

5例全例で症状改善に成功しています[1, 2]．本患者は，文献2の症例2の患者ですが，これまで5例の患者全例で，通常心房ペーシングレートと心房高頻度ペーシングによる起立時の血圧変化を臥位と立位で比較した結果を図2に示しました. 心房高頻度ペーシングにより, 立位時の血圧低下速度が減少し, 血圧低下度が緩やかになっていることがわかると思います．血圧低下速度が緩やかになることで，これまで自覚していた起立時の失神症状は劇的に改善した，と考えています.

本治療法は，いまだ臨床的に十分確立した治療法でないことはご理解いただけると思います．また，文献1，2で示しましたように心拍数増加反応が完全に欠落した重症患者（比較的患者数は少ないものと思われますが）に対して，他に有効な治療法のない現状においては，今後本治療法の有効性を検討していく余地は十分あるのではないかと考えています．

▶症例のポイント

①重症の起立性低血圧による失神症例であるが，洞不全症候群の併発症がありペースメーカ植込みがなされていた．

②血圧低下に伴う反応性心拍数上昇反応が欠落していたことから，心房ペーシングレートを上昇させ，心房高頻度ペーシングを行い，起立時の血圧低下反応を軽減することで症状の改善をみた．

③汎自律神経障害による代償性心拍数増加では，起立性低血圧を軽減させ，症状改善が期待できる．

〈参考文献〉

1) Abe H, et al. Successful treatment of severe orthostatic hypotension with cardiac tachypacing in dual chamber pacemakers. Pacing Clin Electrophysiol. 23, 2000, 137-9.

2) Kohno R, et al. Effects of atrial tachypacing in symptoms and blood pressure in severe orthostatic hypotension. Pacing Clin Electrophysiol. 30, 2007, S203-6.

トピックス 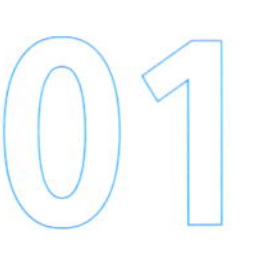 安部治彦

血管迷走神経性失神の治療

血管迷走神経性失神の多くにみられる失神前駆症状

血管迷走神経性失神の治療に関しては，「失神の診断・治療ガイドライン（2012年改訂版）」[1] に詳しく述べられています．表に示すように，クラス

表　血管迷走神経性失神の治療（文献1より作成）

クラスⅠ	1）病態の説明 2）誘因を避ける：脱水，長時間の立位，飲酒，塩分制限など 3）誘因となる薬剤の中止・減量：α遮断薬，硝酸薬，利尿薬など 4）前駆症状出現時の失神回避法
クラスⅡa	1）循環血漿量の増加：食塩補給，鉱質コルチコイド （フルドロコルチゾン 0.02～0.1mg/日 分2～3） 2）弾性ストッキング 3）起立調節訓練法（チルト訓練） 4）上半身を高くした睡眠 5）α刺激薬（ミドドリン　4mg/日 分2） 6）心抑制型の自然発作が心電図で確認された，治療抵抗性の再発性失神患者（40歳以上）に対するペースメーカ治療（DDD, DDI）
クラスⅡb	1）β遮断薬 （プロプラノロール 30～60mg/日 分3, メトプロロール 60～120mg/日 分3） 2）ジソピラミド　200～300mg/日 分2～3 3）チルト試験で心抑制型が誘発された，治療抵抗性の再発性失神患者（40歳以上）に対するペースメーカ治療（DDD, DDI）

Ⅰ治療には，病態の説明や患者教育が含まれています．

多くの血管迷走神経性失神患者は何らかの失神前駆症状を有するのも特徴の一つです．前駆症状出現時の失神回避法に関する具体的指導例をシェーマで図1に示しています．このクラスⅠ治療だけでもおよそ80%程度の血管迷走神経性失神患者において，失神の再発は抑制されると考えられますので，極めて重要な治療法です．実際，この失神回避法を教育指導した患者と教育しなかった患者の失神再発率を比較した研究がありますが，失神再発率は失神回避法（physical counterpressure maneuvers）を教育指導した患者群で有意に低いことが明らかにされています（図2）[2]．

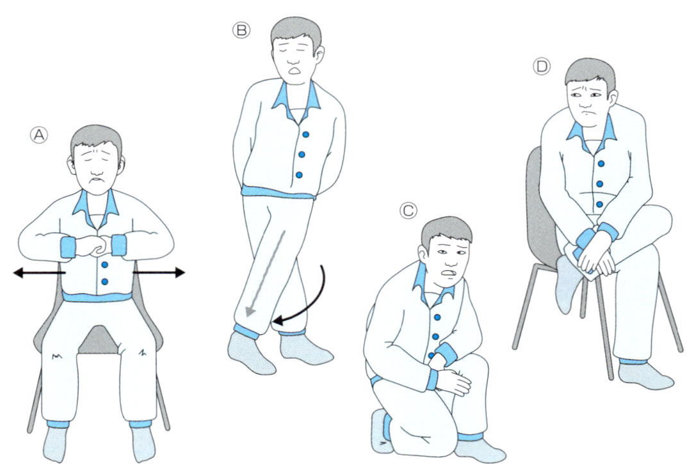

図1　前駆症状出現時の失神回避法（クラスⅠ）（文献1より作成）

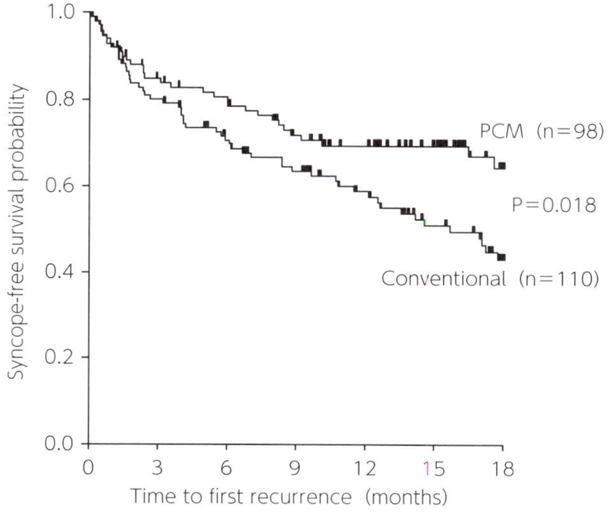

図2　Physical Counterpressure Maneuvers Trial (PC-Trial)（文献2より改変）

再発予防に有効な起立調節訓練法（チルト訓練）

失神の再発予防に極めて有効な方法として，クラスⅡaに起立調節訓練法（チルト訓練）があります[3-5]．本治療法は，患者自身が自分で行い，毎日自宅の壁面を利用して30分間起立訓練を行うことで失神の再発予防が可能となる非常に効果的な治療法です．図3に実際の起立調節訓練法をシェーマで示しました．壁に立って起立している最中に両下肢を絶対に動かさないように指導することがポイントです．下肢を動かして筋肉を使用すると静脈還流が増加してしまい，訓練になりません．

起立調節訓練法の開始当初は，30分間の起立ができない患者がほとんどですが，この訓練を毎日根気よく繰り返すことで徐々に起立時間が延長し，およそ2～3週間訓練を毎日継続すれば，ほとんどの患者で30分間の起

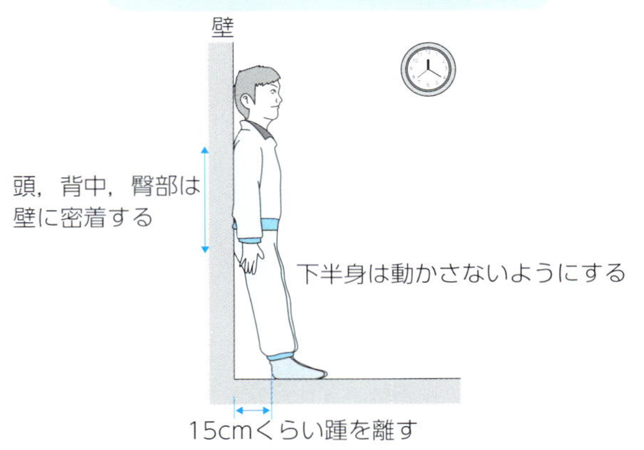

起立調節訓練法のポイント

①午前と午後の1日2回行ってください．
②背中を壁につけて，かかとは壁から15cm程度離して下さい．
③起立時に下半身を決して動かさないようにしてください．
　上半身は動かすことは可能です（テレビをみながら，本を読みながらでもかまいません）．
④気分不良を認めたら中止してください．
⑤終了後は経過記録表に記載してください．

図3　血管迷走神経性失神の予防治療（クラスⅡa）（文献1より作成）
患者が自宅で行う起立調節訓練法(チルト訓練)．

立が可能となります（図4）．途中で気分が悪くなったり前兆が出現した場合には，その時点で中止させてください．我慢して立ち続けると失神してしまうことがあるので，注意が必要です．訓練のはじめは1日2回行ってもらいますが，30分間の起立ができるようになると，その後は毎日1日1回（30分間）継続することで血管迷走神経性失神の再発はほとんど予防されます．本治療法の問題点としては，長期継続する患者が非常に少ないことで，継続を中止すると再発することもあります．

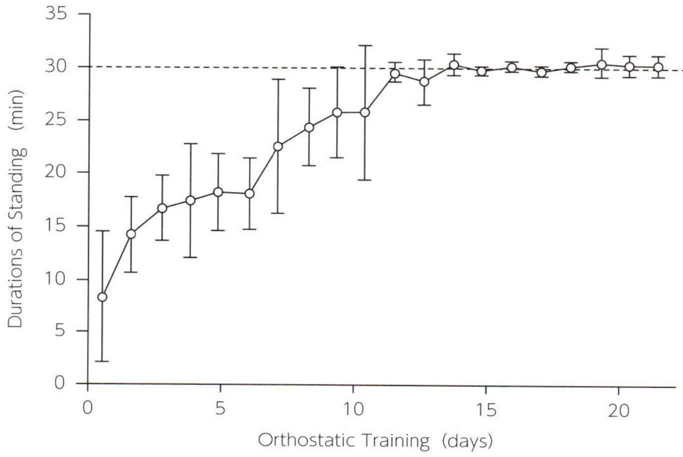

図4 起立調節訓練法（チルト訓練）の効果（文献3より改変）

1日2回（1回30分）のトレーニング効果.

〈参考文献〉

1）循環器病の診断と治療に関するガイドライン（2011年度合同研究班報告）．失神の診断・治療ガイドライン（2012年改訂版）．日本循環器学会・日本救急医学会・日本小児循環器学会・日本心臓病学会・日本心電学会・日本不整脈学会．http://www.j-circ.or.jp/guideline/pdf/JCS2012_inoue_h.pdf（2015年12月閲覧）．

2）Dijk NV, et al. Effectiveness of physical counterpressure maneuvers in preventing vasovagal syncope : the Physical Counterpressure Maneuvres Trial (PC-Trial). J Am Coll Cardiol. 48, 2006, 1652-7.

3）Abe H, et al. Usefulness of orthostatic self-training for the prevention of neurocardiogenic syncope. Pacing Clin Electrophysiol. 25, 2002, 1454-8.

4）Abe H, et al. Effects of orthostatic self-training on head-up tilt testing and autonomic balance in patients with neurocardiogenic syncope. J Cardiovasc Pharmacol. 41, 2003, S73-6.

5）Abe H, et al. Home orthostatic self-training in neurocardiogenic syncope. Pacing Clin Electrophysiol. 28, 2005, S246-8.

コラム 01 住吉正孝

迷走神経反射はなぜ起こる?

迷走神経反応が起こる理由とトリガーの種類

一生のうち半数近くの人が一度は失神を経験するとされ，迷走神経反射を起こす経路は誰にでも備わっていると考えられています[1]．オランダの医学生 394 人を対象にした研究では 39％の学生に失神の既往があり（男性 24％，女性 47％），そのほとんどが迷走神経性失神です[2]．

なぜ迷走神経反射は起こるのか？　これには 2 つの理由が想定されています．すなわち，「敵から逃れる」と「心臓を守る」です[3]．

そもそも動物は危険な状況に陥ったとき，たとえば敵（捕食者）に襲われたときの反応には 3 種類あるとされます（図）[4]．相手が自分より弱そうであれば戦います（fight）が，相手が強そうであれば逃げる（flight）ことを選択するでしょう．しかし，強力な敵に突然遭遇して，逃げる余裕がない場合，ただじっとしているのが有力な防御手段になり失神します．すなわち，迷走神経反射による失神は防御反応（defense mechanism）であるとする考え方です[4]．

また，迷走神経反射には 2 種類のトリガーがあります．前述の敵から逃れる，すなわち危険な状況からの回避（まさに情動失神に相当する）と，もう一つは長時間の立位や head-up tilt 検査，出血性ショック，などにおける心臓への静脈還流減少による central hypovolemia です．

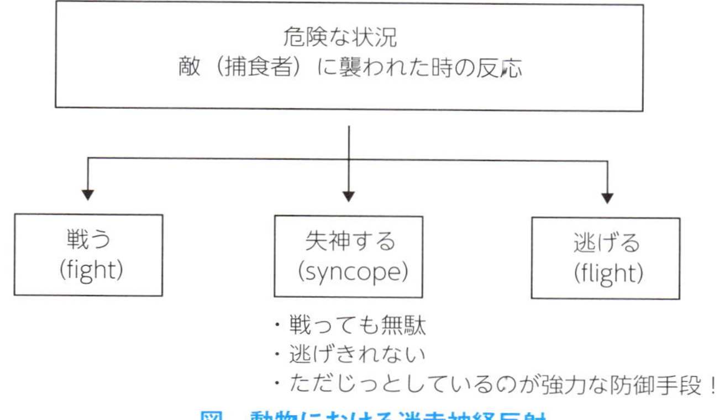

図　動物における迷走神経反射

血管迷走神経性失神をめぐる４つの仮説

これまでに血管迷走神経性失神（vasovagal syncope：VVS）の起源として４つの仮説が提唱されています（表）[3].

①「死んだふり」説（Conflict hypothesis）：仲間内での闘争や殺し合いに際して，力の弱いメスや子どもたちが恐怖を感じて情動反応により失神（情動失神）する行動で，いわゆる「死んだふり」（英語では playing dead，death feint，tonic immobility，などと表現されます）をして難を避ける現象です．

②凝固促進説（Clotting hypothesis）：失神が出血に対する防御反応とする考えで，迷走神経反射により徐脈，血圧低下が起こり倒れることで失血を防止し凝固が促進されます．

③警戒性徐脈説（Alarm Bradycardia hypothesis）：ある種の魚や動物で恐怖により動きが止まり（tonic immobility），徐脈になることが確認されていますが，この現象は生体反応を弱くして敵から察知されにくくします．

表　迷走神経反射の起源:4つの仮説

①「死んだふり」説（Conflict hypothesis）
② 凝固促進説（Clotting hypothesis）
③ 警戒性徐脈説（Alarm Bradycardia hypothesis）
④ 心保護説 Heart（Defence hypothesis）

④ 心保護説（Heart Defence hypothesis）：長時間の立位や出血性ショックなどにより静脈還流が減少し，central hypovolemia となり，心臓の過剰な収縮により迷走神経反射が誘発，心筋の酸素消費を減少させ心臓を保護するように働くとする説です．

① Conflict hypothesis，③ Alarm Bradycardia hypothesis は情動反応，② Clotting hypothesis，④ Heart Defence hypothesis は central hypovolemia に起因する迷走神経反射をよく説明しており，結果的に失神して倒れることにより脳血流が改善，脳も保護されます．

以上の仮説より，迷走神経反射はもともと生体に備わっている防御反応と考えられ，多くの動物や魚でも確認されています[4)]．ヒトにおいても長時間の立位や急激な出血による静脈還流の減少に起因する central hypovolemia や，恐怖などの情動反応により誘発される迷走神経反射は生体防御反応とも考えられます．

このような観点から，迷走神経反射による失神は病気ではなく，もともと備わっている生体防御機構の過剰反応とも捉えることができます．すなわち，誰でも条件が揃えば迷走神経反射を起こすのです．実際，Head-up tilt 検査で失神の既往のない健常者でも，10 ～ 20％で迷走神経反射が誘発されることは不思議ではありません[5)]．

迷走神経反射はなぜ起こるのでしょうか？ 迷走神経反射は生体の防御反応であり，動物や魚にも存在し，生体が進化する過程においても生存手段として重要な役割を果たしてきたと考えられます．迷走神経反射はヒトを含めた生体が危機に瀕したときの安全弁であるといえます．

〈参考文献〉

1）Alboni P，et al．Is vasovagal syncope a disease? Europace．9，2007，83-7.

2）Ganzeboom KS，et al．Prevalence and triggers of syncope in medical students．Am J Cardiol．91，2003，1006-8.

3）Alboni P，et al．The origin of vasovagal syncope：to protect the heart or to escape predation? Clin Auton Res．18，2008，170-8.

4）バーバラ・N・ホロウィッツほか．“なぜ気絶するのか”．人間と動物の病気を一緒にみる：医療を変える汎動物学の発想．土屋晶子訳．東京，インターシフト，2014，38-54.

5）Sumiyoshi M，et al．Poor reproducibility of false-positive tilt testing results in healthy volunteers．Jpn Heart J．40，1999，71-8.

コラム 02 安部治彦

起立性低血圧はなぜ起こる？

高齢者に多くみられる起立性低血圧

日本循環器学会の「失神の診断・治療ガイドライン（2012年改訂版）」[1)]によると，起立性低血圧とは，仰臥位または座位から立位への体位変換に伴い，起立3分以内に収縮期血圧が20mmHg以上低下するか，または収縮期血圧の絶対値が90mmHg未満に低下，あるいは拡張期血圧の10mmHg以上の低下が認められた場合，と定義されています．

起立性低血圧に伴う失神症状は，起床後，食後，運動後にしばしば悪化することがあります．特に食後性の起立性低血圧は高齢者に多く，食後の腸管への血流再分布が原因とされています．起立性低血圧の原因を表1に示しています．

起立性低血圧は一般的に高齢者に多くみられますが，そのなかでも最も頻度の高い原因は，薬剤性および脱水症性です．起立性低血圧による失神が疑われる場合には，降圧薬や利尿薬・血管拡張薬などの薬剤が最近，投与・変更されていないか，脱水傾向になっていないか，など詳細な問診が必要です．また，症状がいつも再現性をもって出現するとは限らないため，日や体調によって症状が出たり出なかったりもします．外来での血圧測定でも，起立時の収縮期血圧がつねに20mmHg以上低下するとは限りませんので，疑わしい場合には臥位と立位で血圧測定を繰り返すことも求められます．

表1　起立性低血圧の原因（文献2〜6より作成）

(1) 特発性自律神経障害
　①純粋自律神経失調（Bradbury-Eggleston 症候群）
　②多系統萎縮（Shy-Drager 症候群）
　③自律神経障害を伴う Parkinson 病
(2) 二次性自律神経障害
　①加齢
　②自己免疫疾患
　　Guillain-Barre 症候群，混合性結合組織病，関節リウマチ，
　　Eaton-Lambert 症候群，全身性エリテマトーデス
　③腫瘍性自律神経ニューロパチー
　④中枢神経系疾患
　　多発性硬化症，Wernicke 脳症，視床下部や中脳の血管病変，腫瘍
　⑤ Dopamine beta-hydroxylase 欠乏症
　⑥家族性高ブラジキニン症
　⑦全身性疾患
　　糖尿病，アミロイドーシス，アルコール中毒，腎不全
　⑧遺伝性感覚性ニューロパチー
　⑨神経系感染症
　　HIV 感染症，Chagas 病，ボツリヌス中毒，梅毒
　⑩代謝性疾患
　　ビタミン B12 欠乏症，ポルフィリン症，Fabry 病，Tangier 病
　⑪脊髄病変
(3) 薬剤性および脱水症性
　①利尿薬
　②α遮断薬
　③中枢性α2 受容体刺激薬
　④ ACE 阻害薬
　⑤抗うつ薬：三環系抗うつ薬，セロトニン阻害薬
　⑥アルコール
　⑦節遮断薬
　⑧精神神経作用薬：ハロペリドール，レボメプラマジン，
　　クロルプロマジン等
　⑨硝酸薬
　⑩β遮断薬
　⑪ Ca 拮抗薬
　⑫その他（パパベリン等）

自律神経障害により起立性低血圧が失神の原因になる

一次性あるいは二次性の自律神経障害によって，起立性低血圧が原因の失神をきたすことがあります．自律神経障害の程度がかなり進行している場合

表2　起立性低血圧の治療（文献7～15より改変）

1. 原因，誘因の除去
   ①活動時の降圧薬中止
   ②利尿薬中止
   ③α遮断薬（前立腺肥大治療）中止
   ④過食予防
2. 非薬物療法
   ①水分補給，塩分摂取増加
   ②腹帯・弾性ストッキング装着
   ③上半身を高くしたセミファウラー位での睡眠
   ④前駆症状出現時の回避法（足くみ，蹲踞姿勢等）
   ⑤急な起立の回避
   ⑥昼間の臥位を避ける
3. 体液量の増加
   ①貧血の治療（エリスロポエチン）
   ②フルドロコルチゾン
4. 短時間作用型昇圧薬
   ミドドリン，エチレフリン
5. その他
   オクトレオチド

には，極端な血圧低下を認めることも稀ではありません．重症な場合には，自律神経障害の影響で心拍変動がほとんどなくなり，昼夜を通して心拍数は50～60/分でほぼ一定となることがあります．同時に，血圧低下時の心拍数上昇反応も欠如してきます．原因は明らかではありませんが，軽度の貧血を示すこともあります．

起立性低血圧の原因として自律神経障害によることが疑われる場合には，自律神経の障害の程度を評価し，原因疾患を調べる目的で，一度は神経内科専門医へのコンサルトを行っておく必要があります．心臓自律神経機能の状態を調べる目的で，MIBG心筋シンチグラフィは有用な検査であることも覚えておきましょう．「失神の診断・治療ガイドライン（2012年改訂版）」による起立性低血圧の治療法を示します（表2）．

上記ガイドラインには述べられていませんが，心臓自律神経障害による重症起立性低血圧では心拍数変化がほとんどみられず，血圧低下時の反応性心拍数上昇を認めないことがあります．このような重症患者の症状改善に，ペースメーカ治療による心房高頻度ページングが症状改善に有効な場合もあります[16, 17].

〈参考文献〉

1) 循環器病の診断と治療に関するガイドライン（2011 年度合同研究班報告）. 失神の診断・治療ガイドライン（2012 年改訂版）. 日本循環器学会・日本救急医学会・日本小児循環器学会・日本心臓病学会・日本心電学会・日本不整脈学会. http://www.j-circ.or.jp/guideline/pdf/JCS2012_inoue_h.pdf（2015 年 12 月閲覧）.

2) Task force for the diagnosis and management of syncope. Guidelines for the diagnosis and management of syncope (version 2009). European Society of Cardiology, European Heart Rhythm Association, Heart Failure Association, Heart Rhythm Society. Eur Heart J. 30, 2009, 2631-71.

3) Hopson JR, et al. Alterations in reflex function contributing to syncope : orthostatic hypotension, carotid sinus hypersensitivity and drug-induced dysfunction. Herz. 18, 1993, 164-74.

4) Hanlon JT, et al. Syncope and presyncope associated with probable adverse drug reactions. Arch Intern Med. 150, 1990, 2309-12.

5) Cherin P, et al. Risk of syncope in the elderly and consumption of drugs : a casecontrol study. J Clin Epidemiol. 50, 1997, 313-20.

6) Calkins H, et al. Hypotension and syncope. In Braunwald's heart disease. A Textbook of Cardiovascular Medicine. 7th ed. Zipes DP, et al. ed. Philadelphia, Elsevier Saunders. 2005, 909-19.

7) Sclater A, et al. Orthostatic hypotension. A primary care primer for assessment and treatment. Geriatrics. 59, 2004, 22-7.

8) Claydon VE, et al. Salt supplementation improves orthostatic cerebral and peripheral vascular control in patients with syncope. Hypertension. 43, 2004, 809-13.

9) van Lieshout JJ, et al. Physical manoeuvres for combating orthostatic dizziness in autonomic failure. Lancet. 339, 1992, 897-8.

10) Omboni S, et al. Mechanisms underlying the impairment in orthostatic tolerance after nocturnal recumbency in patients with autonomic failure. Clin Sci (Lond). 101, 2001, 609-18.

11) Smit AA, et al. Use of lower abdominal compression to combat orthostatic hypotension in patients with autonomic dysfunction. Clin Auton Res. 14, 2004, 167-75.

12) Jankovic J, et al. Neurogenic orthostatic hypotension : a double-blind, placebo-controlled study with midodrine. Am J Med. 95, 1993, 38-48.

13) Low PA, et al. for Midodrine Study Group. Efficacy of midodrine vs placebo in neurogenic orthostatic hypotension. A randomized, double-blind multicenter study. JAMA. 277, 1997, 1046-51.

14) Wright RA, et al. A double-blind, dose-response study of midodrine in neurogenic orthostatic hypotension. Neurology. 51, 1998, 120-4.

15) van Lieshout JJ, et al. Fludrocortisone and sleeping in the head-up position limit the postural decrease in CO in autonomic failure. Clin Auton Res. 10, 2000, 35-42.

16) Abe H, et al. Successful treatment of severe orthostatic hypotension with cardiac tachypacing in dual chamber pacemakers. Pacing Clin Electrophysiol. 23, 2000, 137-9.

17) Kohno R, et al. Effects of atrial tachypacing on symptoms and blood pressure in severe orthostatic hypotension. Pacing Clin Electrophysiol. 30, 2007, S203-6.

コラム 03 住吉正孝

排尿・排便失神はなぜ起こる?

排尿・排便失神で異なる臨床的特徴

状況失神（situational syncope）はある特定の状況（または日常動作）で誘発される失神と定義され，反射性失神（reflex syncope）に分類される病態です[1]．その状況失神のなかでも①排尿（micturition）および②排便（defecation）に伴う失神はヒトの生理的な排泄行為に伴う病態ですが，臨床的特長はやや異なります．

排尿失神（micturition syncope）

状況失神のなかで最も頻度が多い原因です．立位で排尿する男性に多く，中高年に比較的多く発症しますが，20～30歳代の若年者にも発症します[1]．長時間の臥床後や夜間就寝後の排尿中・排尿直後に起こりやすく，飲酒や利尿薬の服用が誘因となります[1]．特に飲酒との関係が深く，過半数が飲酒後に発症，若年～中年男性でその傾向が強く，55歳未満の若年～中年患者では78%（55歳以上では42%）が飲酒中または飲酒後の発症でした[2]．そのため，発症時刻はほとんどが夜間から明け方・早朝であり，飲酒との関連が示唆されます[2]．

排尿失神の想定される発症機序を図1に示します[3]．排尿による膀胱の

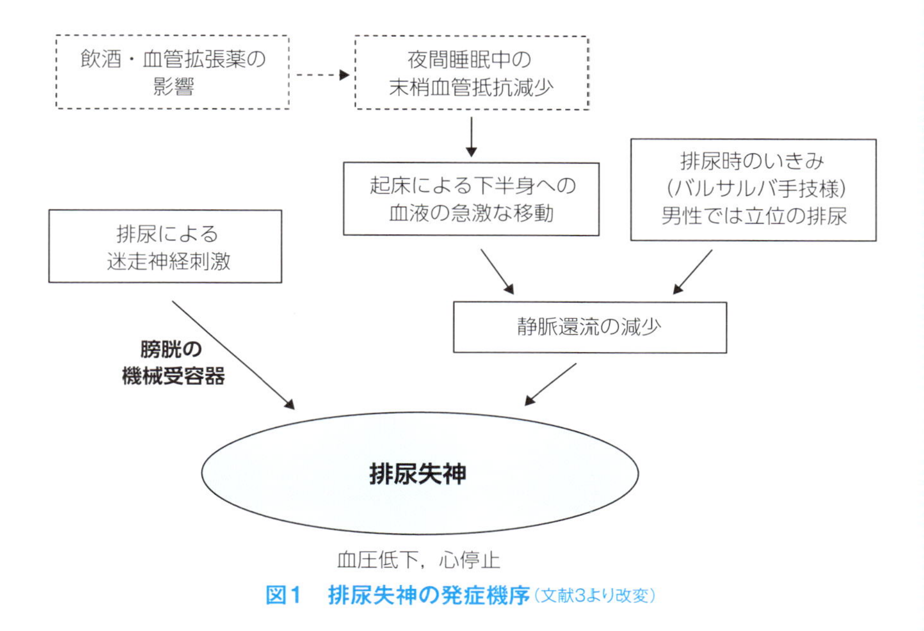

図1　排尿失神の発症機序（文献3より改変）

機械受容器を介した迷走神経反射に起因しますが，静脈還流の減少（排尿時のいきみ，立位，就寝中の末梢血管抵抗の減少，飲酒や血管拡張薬の影響，などによる）により低血圧が助長されます．アルコールは末梢血管拡張作用と交感神経刺激作用があるため，神経反射を誘発しやすくします[2]．

排便失神（defecation syncope）

排便失神は比較的高齢（50～70歳代）の女性に多く発症します[1]．腹痛や切迫した排便など消化管症状を伴う場合が多く，自験例の検討でも前駆症状として55%の患者が腹痛，切迫した排便や下痢などの消化器症状を伴っていました[4]．また，排尿失神と異なり，飲酒の関与は低いようです．失神前は睡眠中もしくは臥位で休息中が多いようですが，好発時間帯は排尿失神

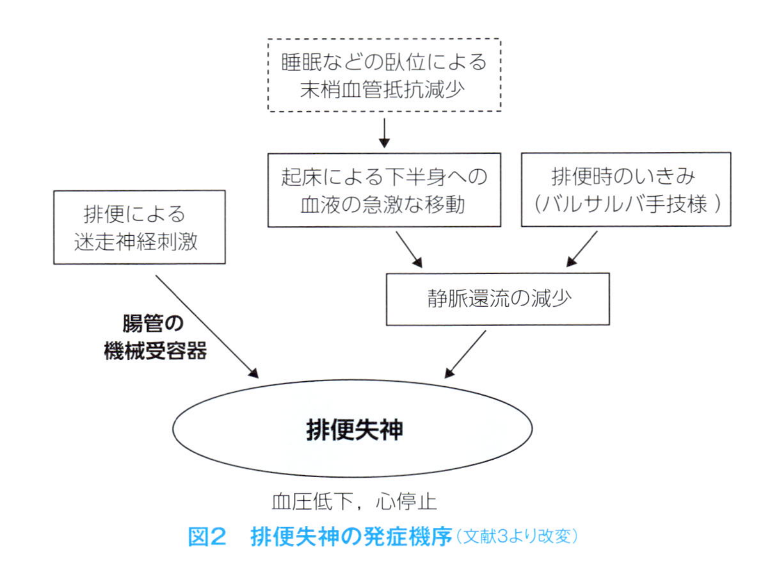

図2　排便失神の発症機序（文献3より改変）

のように明らかではありません[1，4]．

排便失神の想定される発症機序を図2に示します[3]．排便による腸管の機械受容器を介した迷走神経反射に起因しますが，排便時のいきみ(バルサルバ手技様)による静脈還流の減少，臥位による末梢血管抵抗減少が低血圧を助長します．

排尿・排便失神の診断と検査

排尿および排便失神の診断には，①詳細な病歴聴取（特に失神時の状況），および②他に失神の原因となる基礎疾患・病態（循環器疾患，神経疾患，代謝性疾患など）を否定することが重要です．排尿・排便失神では同じような状況で誘発を試みても，失神発作が再現されることはほとんどありません．

◎ 排尿・排便失神の治療

排尿および排便失神は一般的に発作頻度が少なく，まずは生活指導を行います．排尿失神では誘因とされる過度の飲酒や血管拡張薬の服用を避けます．また，男性でも飲酒時や夜間就寝後に起きて排尿する場合には座位で行うように指導します．排便失神では誘因となる腹痛や下痢を予防し，夜間の排便を避けるように指導します．薬物治療では有効性が確立されたものはありません．生活指導により失神が予防できず，発作時に徐脈や心停止が確認されている場合にはペースメーカ治療の適応と考えられます．

予後は合併する基礎疾患（特に心疾患）によると考えられます．特に排便失神患者は高齢で心血管系の疾患を伴うことが多く，重大な基礎疾患を見落とさないことが大切です．

〈参考文献〉

1） 循環器病の診断と治療に関するガイドライン（2011年度合同研究班報告）．失神の診断・治療ガイドライン（2012年改訂版）．日本循環器学会・日本救急医学会・日本小児循環器学会・日本心臓病学会・日本心電学会・日本不整脈学会．http://www.j-circ.or.jp/guideline/pdf/JCS2012_inoue_h.pdf（2015年12月閲覧）．
2） Sumiyoshi M，et al．Age-dependent clinical characteristics of micturition syncope．Circ J．73，2009，1651-4．
3） 住吉正孝ほか．状況失神．失神の診断と治療．安部治彦編．大阪，メディカルレビュー社．2006，77-87．
4） Komatsu K，et al．Clinical characteristics of defecation syncope compared with micturition syncope．Circ J．74，2010，307-11．

コラム 04 河野律子

失神患者に行われる検査

初期評価による検査

日本循環器学会の「失神の診断・治療ガイドライン（2012 年改訂版）」では，鑑別診断について診断フローチャートが導入されています[1]．この診断フローチャートでは，一過性意識消失発作をまず確認するところから始まっています（図）．一過性意識消失発作であり失神が疑われることを確認した場合に，診断フローチャートでは，最初に初期評価を行います．初期評価は，失神か失神以外（非失神）の原因かを見分けるために行うものですが，主に失神発作であるのか，てんかん発作であるのかを見極めることになります．初期評価は，意識消失発作時の状況把握，病歴聴取，身体所見，心電図検査によってなされます．状況把握と病歴聴取では，患者本人の証言では，意識消失発作時の状況がはっきりしないため，目撃情報が参考になります．効率よく病歴聴取を行うためには，鑑別される疾患に特徴的な前駆症状，随伴症状を認識しておく必要があります．

たとえば，長時間の立位時に悪心，嘔吐を伴う場合は血管迷走神経性失神が疑われます．一方，運動時に動悸あるいは胸痛が先行すれば器質的心疾患に伴う不整脈が疑われます．降圧薬服用の有無，突然死の家族歴の有無，なども診断の参考になります．表に，診断に利用される検査を挙げました．状況に応じて，心エコー，不整脈性失神が疑われる場合には心電図モニターや

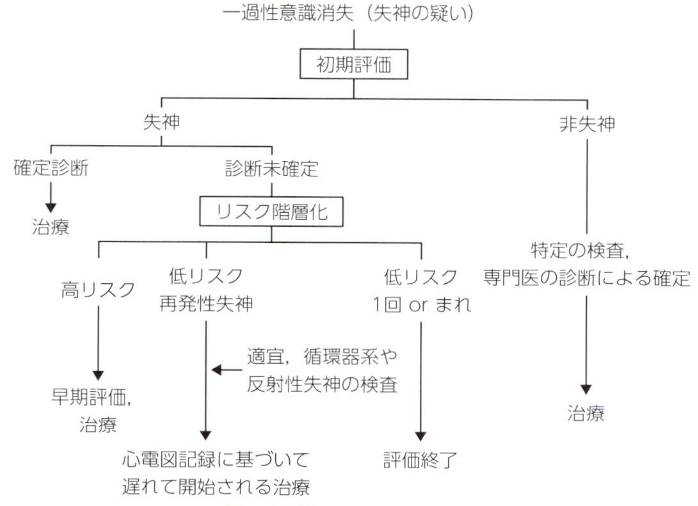

図　診断のフローチャート

循環器病の診断と治療に関するガイドライン（2011年度合同研究班報告）．失神の診断・治療ガイドライン（2012年改訂版）．日本循環器学会・日本救急医学会・日本小児循環器学会・日本心臓病学会・日本心電学会・日本不整脈学会．http://www.j-circ.or.jp/guideline/pdf/JCS2012_inoue_h.pdf（2015年12月閲覧）．

ホルター心電図，反射性失神や起立性失神を疑う場合は臥位・立位の血圧測定，あるいはhead-up tilt検査試験や頸動脈洞マッサージ，非失神性の一過性意識消失発作が疑われれば脳波検査，頭部の画像検査（CT，MRI）を含めた神経学的検査や血液検査を施行することになります．

初期評価の段階では，主にてんかん発作との鑑別が必要であり，てんかんについての基本事項（症状前後の特徴，など）を理解したうえで病歴聴取を行うことが望ましいといえます．患者の訴えによっては心因性が疑われる場合があり，精神・心理的アプローチが必要となる場合もあります．

表　診断へのアプローチ

1. 基本的検査
  1）病歴
  2）身体所見
  3）起立時の血圧測定
  4）心電図
  5）胸部 X 線写真
2. 特定の疾患が疑われた場合
  1）反射性（神経調節性）失神および類縁疾患
    ①チルト試験
    ②頸動脈洞マッサージ
    ③長時間心電図（ホルター心電図，体外式イベントレコーダー，植込み型ループレコーダー）
  2）心疾患
    ①心エコー図
    ②長時間心電図（反射性失神に準じる）
    ③運動負荷試験
    ④電気生理検査
    ⑤心臓カテーテル検査，冠動脈造影
  3）大血管疾患（肺血管を含む）
    ① MRI
    ②造影 CT
    ③肺血流スキャン
    ④血管造影
  4）神経系疾患
    ①神経内科，脳外科へのコンサルテーション
    ②頭部画像検査：CT，MRI 等
3. 失神以外の意識障害が疑われた場合
  1）血液検査：血糖値，動脈血ガス分析，薬物血中濃度等
  2）頭部 CT，MRI，MRA 等
  3）頸動脈エコー
  4）脳波
  5）精神・心理的アプローチ
  6）その他，病態に応じた検査

循環器病の診断と治療に関するガイドライン（2011年度合同研究班報告）．失神の診断・治療ガイドライン（2012年改訂版）．日本循環器学会・日本救急医学会・日本小児循環器学会・日本心臓病学会・日本心電学会・日本不整脈学会．http://www.j-circ.or.jp/guideline/pdf/JCS2012_inoue_h.pdf（2015年12月閲覧）．

リスク階層化による検査

診断フローチャートの初期評価で，失神の原因が確定診断に至らなかった場合は，続いてリスク階層化を行うことになります．ハイリスク因子の多くは，病歴聴取，心電図所見，心エコー所見から成り立っています．これによってハイリスク因子があれば，基礎心疾患や心機能などを考慮しながら運動負荷心電図，ホルター心電図，体外式イベントレコーダー，さらには必要に応じて心臓電気生理検査，心臓カテーテル検査，冠動脈造影 CT などを包括的に行ったうえで早期に原因診断を確定し，治療に導いていきます．このような検査を行っても，診断が確定しない場合は，植込み型ループ式心電計（implantable loop recorder：ILR）の利用も考慮します．

一方，ハイリスク所見のない低リスクと判断され，今回が初回の失神発作である場合や発作頻度が極めて少ない場合には，いったんは評価を終了し，経過観察することになります．再発性の失神患者の場合には，心原性失神以外の原因が除外された場合には，早期に植込み型ループ式心電計の利用を考慮していくことになります．

〈参考文献〉

1）循環器病の診断と治療に関するガイドライン（2011 年度合同研究班報告）．失神の診断・治療ガイドライン（2012 年改訂版）．日本循環器学会・日本救急医学会・日本小児循環器学会・日本心臓病学会・日本心電学会・日本不整脈学会．http://www.j-circ.or.jp/guideline/pdf/JCS2012_inoue_h.pdf（2015 年 12 月閲覧）．

コラム 05 安部治彦

Head-up tilt検査はやるべき?

血管迷走神経性失神の確定診断において陽性の診断感度はおよそ 50%程度

Head-up tilt 検査（HUT）は，これまで反射性失神，特に血管迷走神経性失神の診断を行ううえで有用とされてきました．HUT により臨床症状と同じ失神症状が誘発され，かつその際に徐脈や血圧低下が認められれば確定診断となります．すなわち，HUT 検査は血管迷走神経性失神の診断検査法として用いられているのが一般的であろうと思います．しかし，血管迷走神経性失神“疑い”患者に対して，血管迷走神経性失神の確定診断を行うために HUT 検査を行った場合の HUT 検査陽性の診断感度（sensitivity）は残念ながら低く，およそ 50%程度しかないことが報告されています[1]．

一方で，HUT 検査による血管迷走神経性失神の診断特異度（specificity）は比較的高く 80 ～ 90%程度とされています．このことは，HUT 検査が陽性であった場合には血管迷走神経性失神の診断が可能となるものの，HUT 検査が陰性であった場合には血管迷走神経性失神が必ずしも否定できないことを意味しています．しかも現状では，治療効果を評価する手段としての HUT の有用性はほとんどないと考えられています[2]．

血管抑制型（血圧低下）反応を検出するための検査法として有用

HUT に関しては，過去 28 年間に及ぶこれまでの研究で，多くの事象が明らかにされていますのでその概略をご紹介します．HUT 試験全体の陽性率では，以下のことがこれまでに明らかになっています．

①典型的な症状を有する血管迷走神経性失神患者の診断法としては比較的高い（70 ～ 90%）.

②非典型的な症状の血管迷走神経性失神患者や反射性失神患者全体（状況失神や頸動脈洞症候群も含む）の診断率は低い（51 ～ 56%）.

③不整脈性失神患者の診断率は低い（45 ～ 47%）.

④原因不明の失神患者の診断率は極めて低い（30 ～ 36%）.

また，HUT 検査で心抑制型（徐脈やポーズなど）が誘発される陽性率としては，以下のことも明らかになっています．

①心抑制型の血管迷走神経性失神患者でも極めて低い（10 ～ 44%）.

②原因不明の失神患者ではさらに低い（7 ～ 8%）.

以上の臨床的事実から，HUT検査は心抑制型の血管迷走神経性失神の診断的価値は非常に低いと考えられていますが，一方で血管抑制型（血圧低下型）の診断には有用性があると考えられています．端的にいえば，HUTは血管抑制型（血圧低下）反応を検出するための検査法ともいえるのではないでしょうか．

血管迷走神経性失神に対するペースメーカ治療の適応判断に有用

現在，長期間モニター可能な体外式ループ式心電計（external loop recorder : ELR）や植込み型ループ式心電計（implantable loop recorder : ILR）が失神の原因診断に頻用されるようになり，これらの心電計で自然発作の失神発作時の心電図所見が得られるようになってきました．長い心停止（心抑制型）を認めることも稀ではなく，これらの症例にペースメーカ治療を行うべきかは，われわれ臨床医にとっては大きな臨床的課題となっています．

最近になり，自然発作で心抑制型の血管迷走神経性失神にペースメーカ治療が有効であるか否か（すなわちペースメーカを植込むことにより，失神発作の再発予防効果があるか否か）を事前に判断するうえで，HUT 検査が非常に有用な検査法であることが判明してきました [1)]．

図は，ISSUE 3 の結果を示しています [1)]．ペースメーカ治療が失神の再発予防に有効な患者は，心抑制型の血管迷走神経性失神患者であり，かつ HUT 検査が陰性の患者であることが示されました．心抑制型の心停止が ILR などで自然発作として捕まっていても，HUT 検査が陽性患者にペース

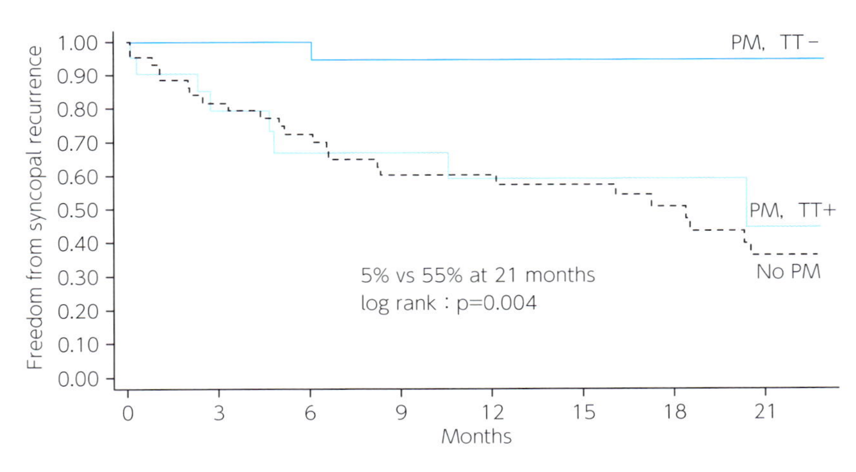

	Number at risk							
PM TT+	26	14	10	9	8	6	4	3
PM TT－	26	19	19	15	11	10	9	9
NO THER	45	35	31	22	22	18	14	9

図　HUTの結果の違いによるペースメーカ治療後の失神再発率（文献1より改変）

メーカ治療を行った場合，失神再発予防効果はほとんどないことが明らかになってきたのです．すなわち，HUT 検査で陽性となった心抑制型の血管迷走神経性失神患者は，ペーシング治療を行っても同時に血圧低下をきたすため，ペースメーカ治療では失神の再発予防ができないことが判明してきたのです．

以上のことから，HUT 検査は，失神発作時に長い心停止をきたす（心抑制型）血管迷走神経性失神患者に対して，ペースメーカ治療の有効性を予測し，ペースメーカ治療の適応を判断するうえで非常に有用な検査法と考えられています．

〈参考文献〉

1) Brignole M, et al. International Study on Syncope of Uncertain Etiology 3 (ISSUE-3) Investigators. Pacemaker therapy in patients with neurally mediated syncope and documented asystole : Third International Study on Syncope of Uncertain Etiology (ISSUE-3) : a randomized trial. Circulation. 125, 2012, 2566-71.

2) Task Force for the Diagnosis and Management of Syncope. Guidelines for the diagnosis and management of syncope (version 2009). European Society of Cardiology, European Heart Rhythm Association, Heart Failure Association, Heart Rhythm Society. Eur Heart J. 30, 2009, 2631-71.

コラム 06 河野律子

外来に失神を訴える患者が来たら?

失神患者が来院したら：事前に知っておくべきこと

失神患者をみるにあたり，重要なのは問診です．失神の原因は多岐にわたり，失神の対処・治療法はその原因によって異なります．問診を行う前段階として，失神の原因疾患の臨床的特徴を十分に理解しておく必要があります．それによって，適切な質問を行い，不必要な検査を省く可能性が生まれます．

失神発作は，「脳全体の一過性低灌流」によって生じ，全身の筋緊張が低下し脱力する（体位の維持ができない）病態です．問診により失神と判断した場合，その原因疾患は大きく分けて，①神経反射性失神（血管迷走神経性失神，頸動脈洞失神，状況失神），②起立性低血圧，③心原性失神（不整脈によるものと構造的心肺疾患に伴うものがある）に分類することができます．

「失神の診断・治療ガイドライン」は，日本循環器学会より2007年に初版が公表され，2012年に改定されました．改訂版ガイドラインでは，失神の鑑別診断フローチャートが盛り込まれ，リスク評価を行いながら鑑別を進めることが推奨されています[1)]．しかし，失神の鑑別を進める前に，一過性意識消失発作の有無，そして失神の有無を鑑別する必要があります．

失神診療は，大まかには，問診によって本当に一過性意識消失発作であったのかを見分け，そうであるならば引き続き最初に初期評価を行い，失神か失神以外の原因（非失神）かを見分けます．その後，失神のハイリスク因子の有無をチェックし，心原性失神の可能性を探っていく，という流れになります．

意識消失発作の初期評価：本当に意識消失したのか？

図は，欧州心臓病学会の失神の診断・治療ガイドライン[2)]に記載された意識障害の診断フローチャートを示しています．図にみられるように，患者が意識消失発作を主訴に来院した場合に，まず最初に一過性意識消失発作であることを確認する必要があります．一過性意識消失発作は，「意識障害」をきたす病態のなかでも，「すみやかな発症」「一過性」「すみやかかつ自然の回復」という特徴をもちます．高齢者では単なる転倒の可能性もあり，糖尿病患者では昏睡なども考えられます．しびれや麻痺，構音障害などがあれば，脳血管障害を疑います．

それらを除外して，一過性意識消失発作であると判断した場合には，次に初期評価を行います．初期評価には，問診による意識消失発作時の詳細な状

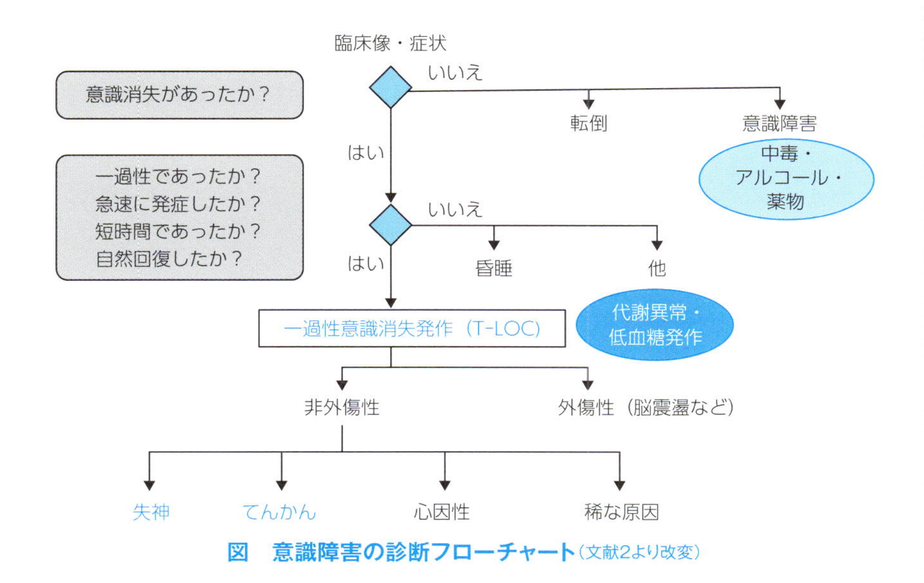

図　意識障害の診断フローチャート（文献2より改変）

況把握，神経学的検査を含めた身体所見，臥位・立位での血圧測定や心電図検査などが含まれます．初期評価の目的は，失神か失神以外の原因かを見分けることにあります．特に，てんかん発作との鑑別が重要であり，てんかん発作による基本的な症状の特徴は理解しておく必要があります．

問診から診断を導く：本当に失神か？

問診時の患者の言葉を決して鵜呑みにしてはいけません．患者は，「気を失った」「貧血を起こした」「倒れた」「めまいがした」などさまざまな言葉で失神発作を表現します．失神時の情景が浮かぶまで両者間に誤解が生じていないのを確認しながら聞き取り，診断への手がかりとします．

また，失神患者本人からの問診では，状況把握に至らない場合もあります．そのような場合は，目撃者から情報を引き出すことも必要です．それほど問診は診断の決め手を握っていることになります．特に，一過性意識消失発作の原因となるてんかん発作時には，本人にその状況を尋ねることはできないため，目撃者の証言が有力な決め手となることも少なくありません．

高齢者における失神では典型的な症状に乏しいため失神時の状況把握が一般的に困難であり，基礎疾患の合併が少なくないことから，診断の確定に困難を極める場合があります．そのため，心原性失神や反射性失神の鑑別の決め手を見つけるための断定的な質問を行います．それでも明確にならない場合は，問診にこだわらず検査を進め，植込み型ループ式心電計（implantable loop recorder：ILR）の使用により心原性失神との関与を早期に除外することも有用となります．

〈参考文献〉

1) 循環器病の診断と治療に関するガイドライン（2011年度合同研究班報告）．失神の診断・治療ガイドライン（2012年改訂版）．日本循環器学会・日本救急医学会・日本小児循環器学会・日本心臓病学会・日本心電学会・日本不整脈学会．http://www.j-circ.or.jp/guideline/pdf/JCS2012_inoue_h.pdf（2015年12月閲覧）．

2) Guidelines for the diagnosis and management of syncope (version 2009). European Society of Cardiology，European Heart Rhythm Association，Heart Failure Association，Heart Rhythm Society．Eur Heart J．30，2009，2631-71．

第2章

決して見落としてはいけない失神患者

症例 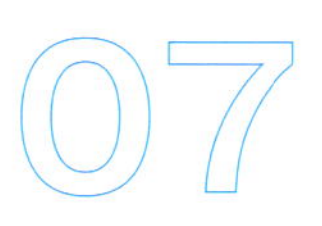 安部治彦

失神を主訴に来院した異型狭心症の患者

症例

年齢・性別：48 歳，女性.

主訴：一過性の意識消失.

既往歴・生活歴：特記事項はなかった．生来健康で高血圧，糖尿病などの生活習慣病はなかった.

現病歴：夜間就寝中にトイレに行った際，めまいを自覚した後意識を失って倒れた．意識は 1 ～ 2 分ですぐ回復したが，家族が意識消失中にけいれん様症状を呈していたことを目撃していた．救急車で当院救急部を受診した.

来院後，心電図・頭部 MRI 検査を受けるも異常は認めず，いったん帰宅となった．後日，循環器内科を受診し，心エコー検査，ホルター心電図，運動負荷心電図などが施行されたが何ら異常は認めなかった．また，脳波も施行されたが異常を認めなかったため経過観察となった.

1 カ月後，早朝時にトイレに行こうとして再度意識消失を認めた．このときにも意識消失時にけいれん様症状があったとの家族の目撃情報があったため，当院神経内科でてんかん発作の可能性を疑われ，7 日間の連続脳波モニター施行のため入院となった.

理学的所見：血圧・脈拍数に異常を認めなかった. 神経学的にも異常はなかった.

心電図（図 1）：洞調律で異常は認めなかった.

入院後経過：神経内科で連続脳波記録を開始して2日目の夜間，患者は意識消失をきたさなかったものの，以前と同様のめまいおよび「何となく胸苦しさもある」との訴えがあった．モニター心電図で徐脈が認められたため12誘導心電図が取られた（図2）．

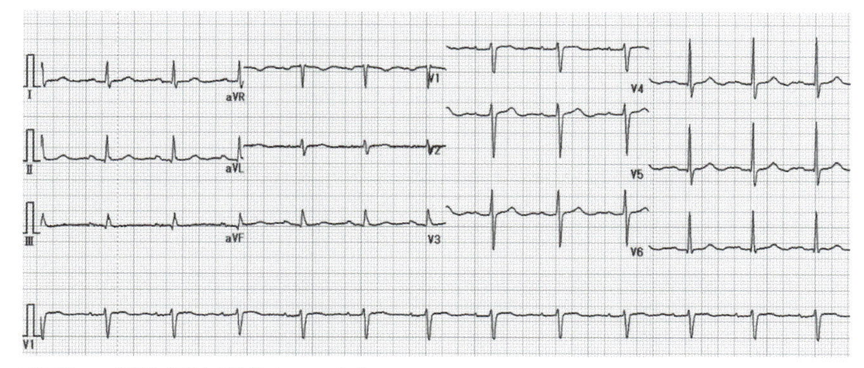

HR75bpm, NSR, NAD, ST-T change (−)
UCG : no organic disease, normal EF, wall motion is good.
Ex. Treadmill test : no ST-T change, end point : target HR

図1　来院時の心電図

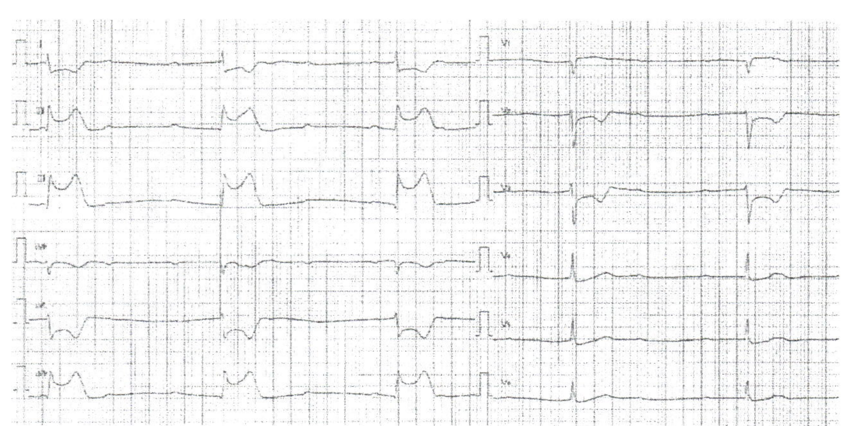

Complete AV block, HR 30bpm
ST-T elevation in Ⅱ, Ⅲ, aVF leads

図2　めまい時の心電図

心電図では，Ⅱ・Ⅲ・aVF 誘導で著明な ST 上昇と完全房室ブロックが認められた．NTG スプレーで症状はすみやかに消失した（図 3）．異型狭心症を疑い，後日心臓カテーテル検査を施行した．左右冠動脈にはまったく器質的な狭窄病変などを認めなかったので，アセチルコリン負荷試験を施行した．その結果，右冠動脈は #1 で完全閉塞し，Ⅱ・Ⅲ・aVF 誘導で著明な ST 上昇と 2：1 房室ブロックが出現した．そのとき，同様の軽いめまい感と胸部違和感の訴えがあった．

本患者は異型狭心症による完全房室ブロックが失神の原因疾患と診断され，内服薬（カルシウム拮抗薬）治療が開始されたが，その後失神の再発は認めていない．また，入院中の脳波ではてんかんを疑わせる異常所見（スパイクなど）は認めなかった．

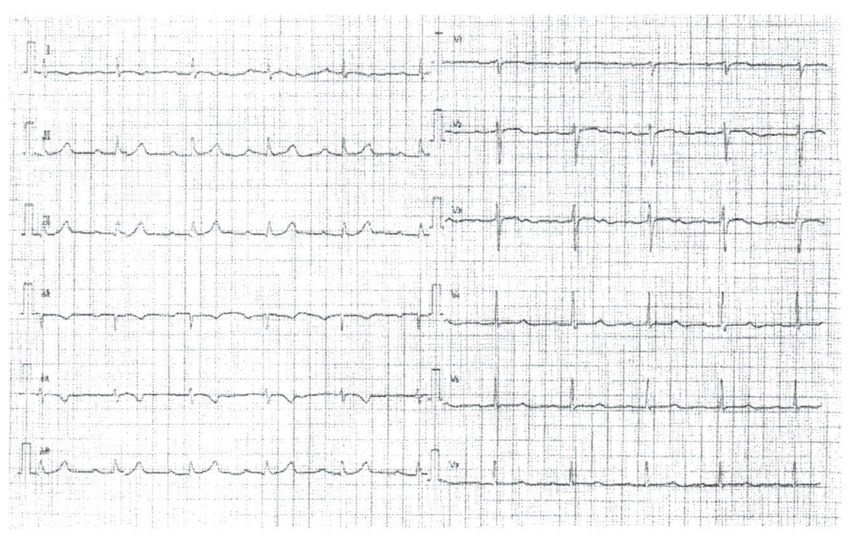

図3　NTG後の心電図

診断・治療・経過

本患者は失神を主訴に来院しましたが，外来で何ら基礎心疾患はなく，心電図でも異常所見はありませんでした．また，病歴で明らかな胸部症状を示唆する症状がなかったこと，運動負荷心電図やホルター心電図にも異常を認めなかったこと，意識消失時にけいれん様の発作があったとの目撃情報などがあったことから，当初てんかん発作が疑われました．幸い入院中の連続脳波検査の最中に自然発作を認めたため，異型狭心症の確定診断がなされた症例です．

確かに，夜間早朝にイベントが発生していたことで，もう少し詳細に胸部症状の確認や異型狭心症を疑うべきだったのかもしれません．日本循環器学会の「失神の診断・治療ガイドライン（2012年改訂版）」[1)]によれば，異型狭心症患者の失神発作は稀ではなく，およそ10％程度に認められるとの記載もなされています．胸部症状に関してはくれぐれも注意を払って確認する必要があると思いました．

また〈総論〉で述べたように，リスクの階層化のハイリスク因子には，異型狭心症による失神患者のハイリスク所見（心原性失神を疑う因子）に該当する項目が実は含まれていませんので，これも注意が必要です（欧米では異型狭心症は非常に稀とされているためかもしれませんが，わが国では決して少なくないのです）．

▶症例のポイント

①異型狭心症発作による失神症例である．

②異型狭心症は，非発作時には検査で異常所見がない．したがって，本症例のように基礎心疾患の存在が気づかれないケースがある．胸部症状の有無には，くれぐれも注意が必要である．

〈参考文献〉

1) 循環器病の診断と治療に関するガイドライン（2011 年度合同研究班報告）．失神の診断・治療ガイドライン（2012 年改訂版）．日本循環器学会・日本救急医学会・日本小児循環器学会・日本心臓病学会・日本心電学会・日本不整脈学会．http://www.j-circ.or.jp/guideline/pdf/JCS2012_inoue_h.pdf（2015 年 12 月閲覧）．

症例 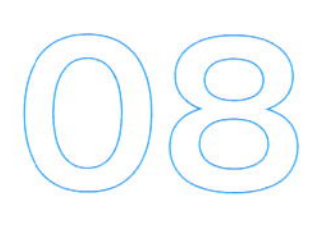 河野律子

徐脈性不整脈（房室ブロック）

症例

年齢・性別：76 歳，男性.

主訴：意識消失発作.

既往歴・生活歴：なし.

現病歴：6 カ月ほど前に，飲酒後にバス停に座っていた際，同僚に倒れかかるように一過性の意識消失発作を認めた．意識消失発作の直前に動悸と気分不良を認めていた．近医に救急搬送されたが，諸検査で何ら検査異常を指摘されず，その日は帰宅となった．

初回の意識消失発作ではあったが，救急外来受診時に意識消失発作の精査を進められたために来院した.

理学的所見：来院時の脳波は正常，12 誘導心電図と心エコーでは異常所見は認められなかった．しかし，ホルター心電図で，間歇性左脚ブロックを認めた（図 1）.

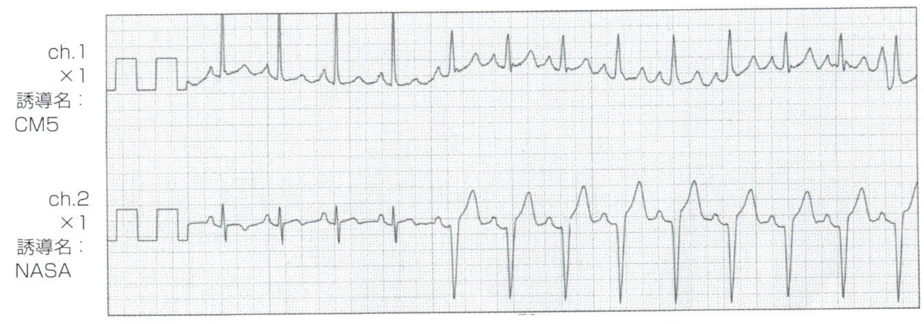

図1　ホルター心電図における間歇性左脚ブロック

診断・治療・経過

本症例は，初回の失神発作ではありましたが，ホルター心電図で，数秒間の間歇性左脚ブロックがありました．完全左脚ブロックは，心原性失神を疑う高リスク所見であるため，植込み型ループ式心電計（implantable loop recorder：ILR）植込みを施行し経過をみることにしました．ILR 植込み後128 日目の定期外来時に，8 ～ 20 秒程度持続する心拍数（HR）<30bpm の補充調律で経過する完全房室ブロックが日中に複数回・数件記録されていました（図 2）．しかし，その房室ブロックが記録された時間には明らかな症状出現は認められませんでした．

ILR の異常所見時に症状は伴っていなかったものの完全房室ブロックが確認されたため，DDD ペースメーカ植込み術を施行しました．ペースメーカ植込み入院時には，正常洞調律で経過しており，持続的な心室ページングが不要であったため，バックアップページング設定として経過をみていました．しかし，ペースメーカ植込み後から 4 カ月目に，持続性の完全房室ブロックに移行し，ペースメーカ依存の状態に移行しました．

失神患者において，心電図の高リスク所見を認めた場合には，十分に注意して経過をみる必要があります．

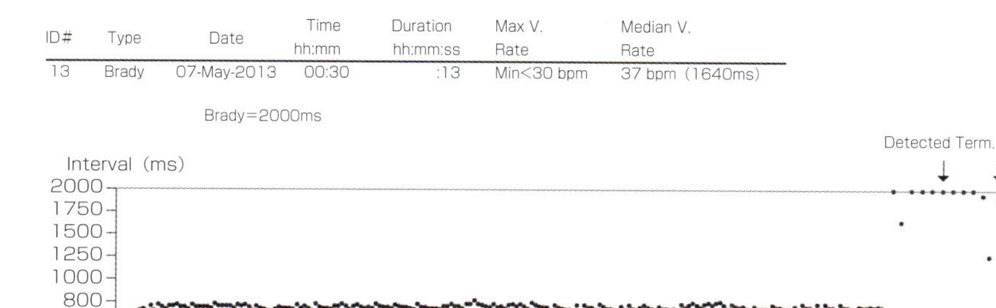

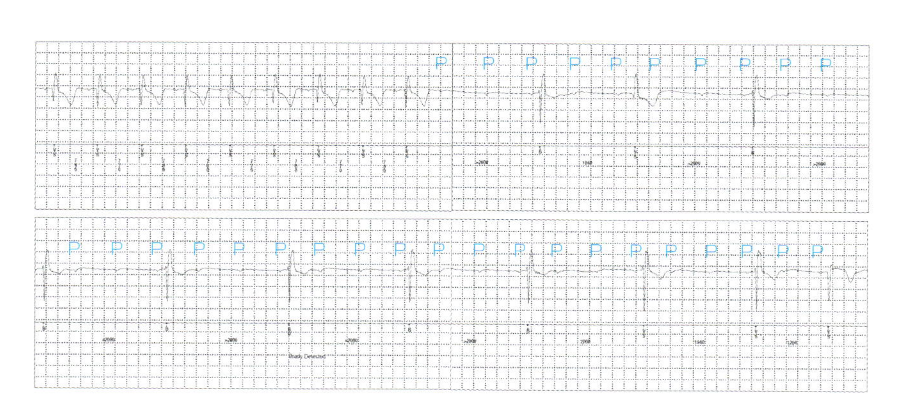

図2　ILRに記録された心電図と心拍トレンド

▶症例のポイント

①ホルター心電図での間歇性左脚ブロック所見が確認された.

②高リスク所見があり，初回発作ではあったが ILR 植込みを行った.

③間歇性房室ブロックから完全房室ブロックに移行した.

症例 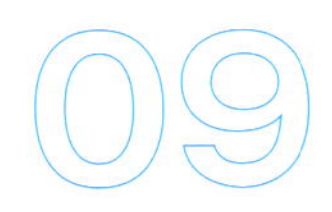 河野律子

徐脈性不整脈（洞不全症候群）

症例

年齢・性別：77 歳，男性.

主訴：一過性意識消失発作.

現病歴：3 年ほど前から，意識消失発作を年に数回程度認めるようになった. しかし，4 日前に 4 回の失神発作を認めたため，以前より加療中であった髄膜腫の増悪を疑い，当院の脳外科を受診した.

理学的所見：脳外科にて，頭部 CT 検査が行われたが異常所見はなく，てんかん発作が疑われて外来にて脳波検査が行われた（図 1，2）.

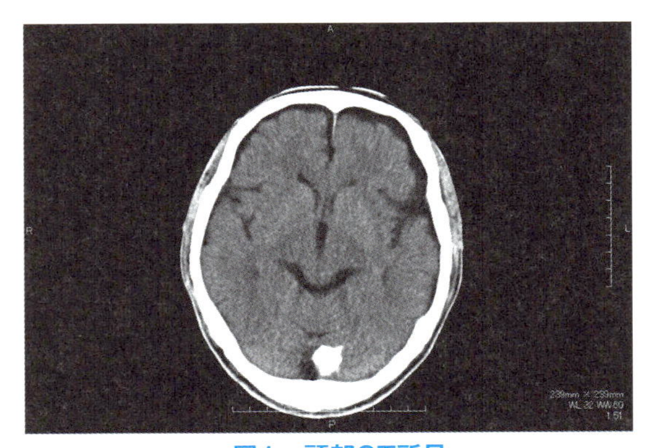

図1　頭部CT所見

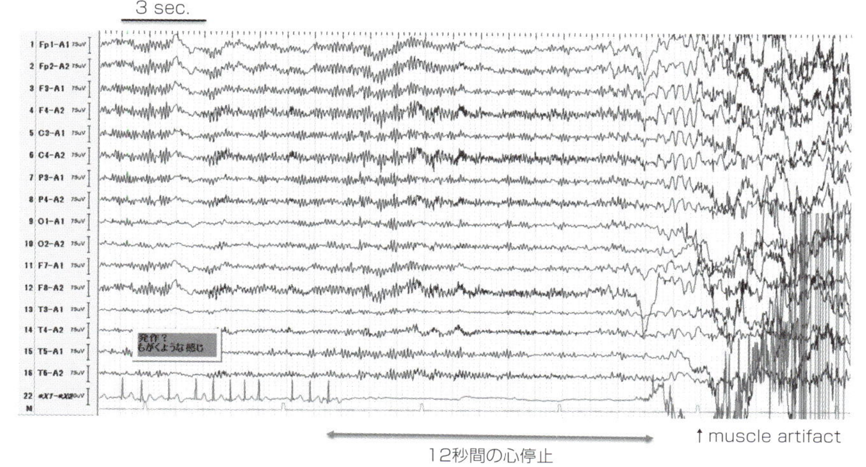

図2　脳波検査中の心停止

診断・治療・経過

本症例は，脳波検査中に突然の数秒間の心停止とその後に両上肢を持ち上げて，けいれん発作を認めました．脳波検査ではてんかん波などの異常は認められず，循環器内科へ紹介となりました．12誘導心電図（図3）では洞性徐脈が認められ，その後のホルター心電図では，総心拍数73,670/日で，心電図の終了間際に，発作性頻脈性心房細動とその停止時に最大7.4秒間の心停止を認めました（図4，5）．洞不全症候群（徐脈頻脈症候群）によるアダムス・ストークス発作と診断し，DDDペースメーカ植込みを行いました．

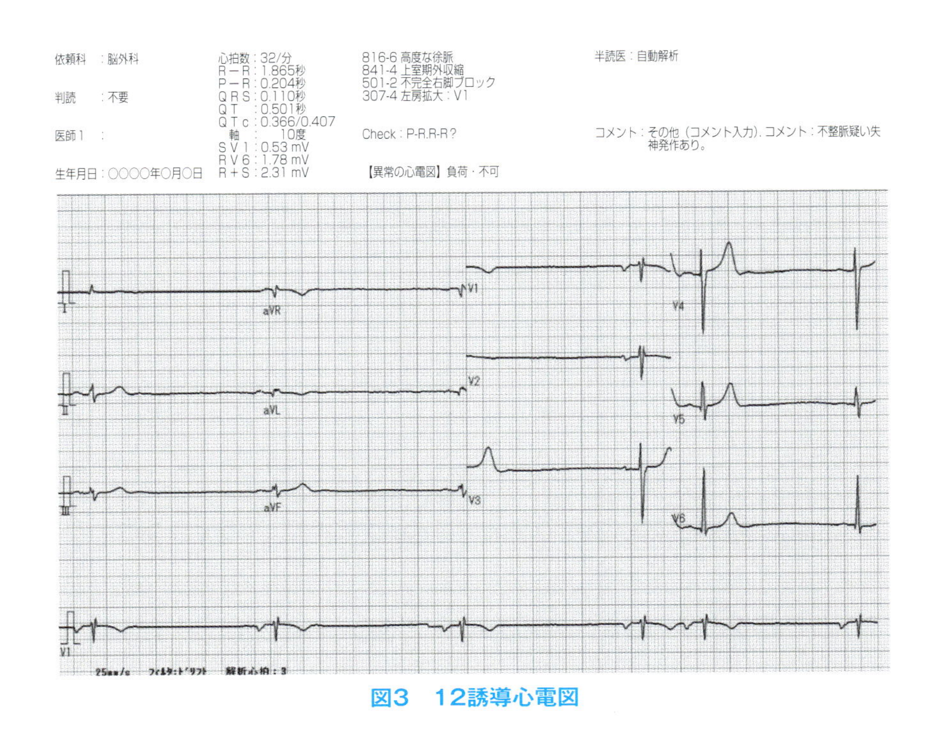

図3　12誘導心電図

高齢者で頭部に脳腫瘍の器質的異常があり，失神時にけいれん発作を伴うことから，脳腫瘍の増悪とてんかんによる意識消失発作が疑われた症例でした．高齢者では合併疾患も多く，鑑別が複雑になります．救急外来，脳外科や神経内科を直接受診していることも多く，意識消失発作の患者が来院した際は，病院内での連携のとれた診療態勢を必要とします．

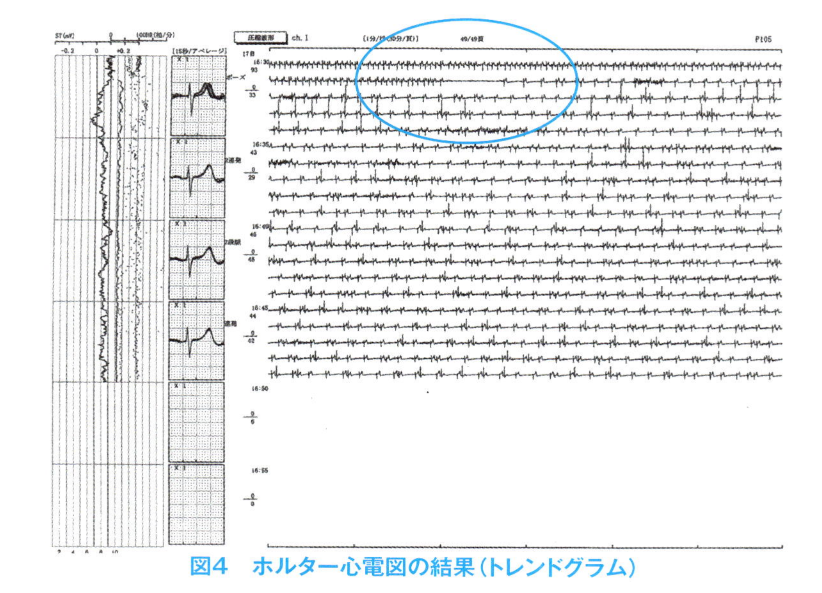

図4　ホルター心電図の結果（トレンドグラム）

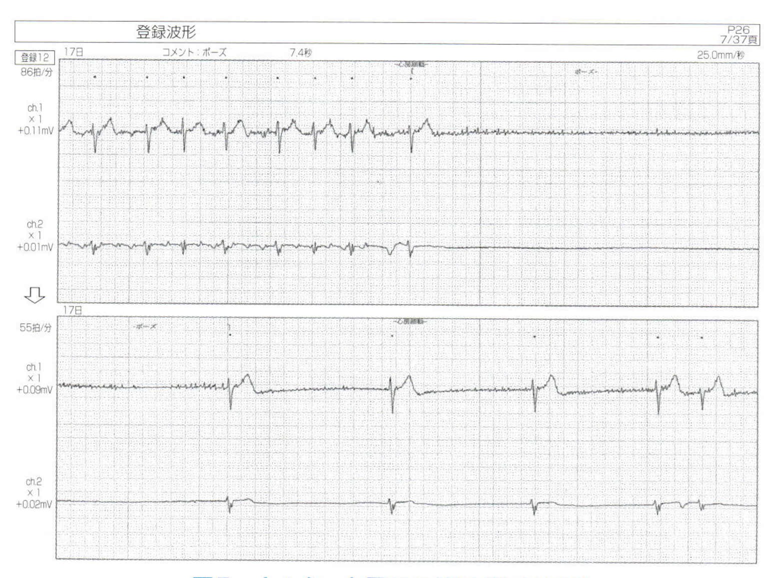

図5　ホルター心電図の結果（拡大記録）

▶症例のポイント

①頻回に意識消失発作を認めるようになっていた.

②脳腫瘍があり，脳外科に来院し精査を受けていた.

③意識消失発作の患者では，病院内での連携のとれた診療が重要となる.

症例 10 住吉正孝

失神と夜間の尿失禁を伴ったBrugada型心電図の患者

症例

年齢・性別：62歳，男性.

現病歴・主訴：1年前から日中に会社で仕事中，立ち上がったときに一過性の意識消失発作が2回あった．また，半年前と4カ月前，明け方に頭がぼうっとして覚醒，尿失禁を伴っていた.

入院4日前の午後2時ごろ，パチンコ中に意識消失，救急車の中で意識は回復したが近医へ搬送，Brugada型心電図を認めたため紹介され，精査のため入院となった.

既往歴・家族歴：既往歴では52歳時に胃癌で胃切除，61歳時に急性胆嚢炎で胆嚢摘出術を受けている．心疾患および突然死の家族歴はない.

理学的所見：入院時の身体所見では異常を認めず，心電図は心拍数56/分の洞調律で完全右脚ブロックとV_1，V_2にcoved型ST上昇を認めた（図1A）.

心エコー検査では左室の壁運動異常はなく，右室拡大も認めなかった．入院後は心電図モニターで心室および上室期外収縮が散発していた.

第2病日の午前1時56分に洞停止による最大6.6秒の心停止を認めたが，就寝中であり自覚症状はなく尿失禁もなかった（図1B）.

第4病日に心臓電気生理検査（electrophysiological study：EPS）を

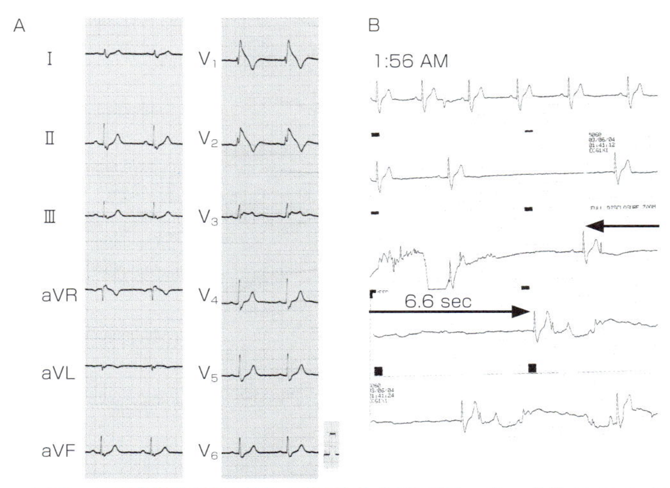

図1　12誘導心電図（A）と夜間の心電図モニター（B）（文献1より）

A：右脚ブロックとV_1，V_2誘導でcoved型のST上昇（Brugada型心電図）を認める．
B：入院中の午前1:56に6.6秒の洞停止を認めたが，就寝中で無症状であった．

施行，AH 時間 120ms，HV 時間 35ms と正常範囲で，洞機能回復時間も最長 1,280ms と明らかな延長はなかった．心室期外刺激法では右室の心尖部と流出路において基本周期 600ms，500ms で 2 連続期外刺激を行ったが，心室頻拍（VT）・心室細動（VF）は誘発されなかった．しかし，典型的な Brugada 型心電図を呈し再発性の失神と夜間の失禁発作を認めることにより，Brugada 症候群を疑い，dual chamber の除細動器（implantable cardioverter defibrillator：ICD）を植込み，退院となった．

退院後，失神なく経過していたが，定期の外来受診時に ICD 作動を確認した．ICD は植込み 2 カ月後の午前 3 時 6 分就寝中に出現した VF に対して作動，30J ショック 1 回で洞調律に回復していた（図 2）．この間，患者は覚醒せずに自覚症状もなかった．その後は ICD 作動なく経過している．

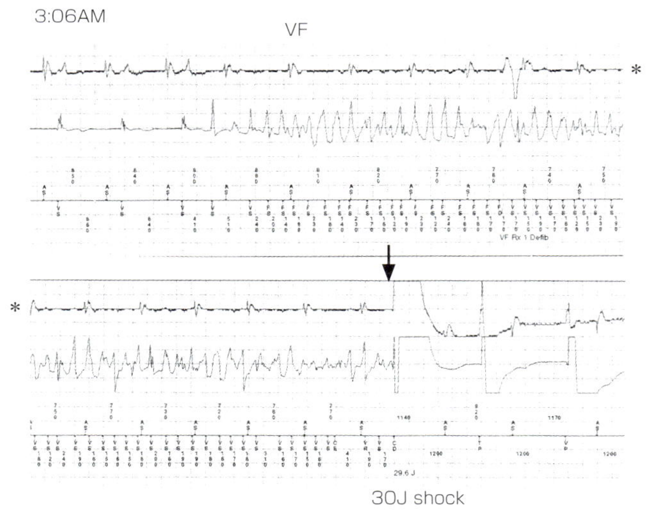

図2　心室細動発作時の心電図記録（文献1より）

ICDで記録された心電図記録であるが，午前3時過ぎの就寝中に心室細動を発症，ICDにより30Jで除細動が施行され洞調律に回復している．

診断・治療・経過

Brugada症候群は特徴的な心電図所見（V_1，V_2のcoved型ST上昇）を伴い，VFにより突然死をきたす致死的不整脈疾患です[2)]．最近は原因遺伝子が特定され，約20%の症例で遺伝子異常がみつかることにより，イオンチャネル病とされています．発症年齢は30～40歳代にピークがあり，男性に多く（わが国では男女比は9：1），夜間を中心に安静時にVFを発症することが多いとされます[2)]．また，発作性心房細動[3)]，反射性失神[4)]，冠攣縮性狭心症[5)]，洞機能不全[1，6)]を伴うことも比較的多いため，失神の原因精査には注意を要します．

本症例でも夜間に洞停止が認められ，EPSでは異常を認めませんでしたが

表 ICD植え込みの適応

クラス	適応
クラスI	・心停止蘇生例. ・自然停止する多形性心室頻拍・心室細動が確認されている場合.
クラスIIa	・Brugada 型心電図（coved 型）を有する例*で，以下の 3 項目のうち，2 項目以上を満たす場合. ①失神の既往. ②突然死の家族歴. ③心臓電気生理学的検査で心室細動が誘発される場合.
クラスIIb	・Brugada 型心電図（coved 型）を有する例*で，上記の 3 項目のうち，1 項目のみを満たす場合.

＊薬物負荷，1 肋間上の心電図記録で認めた場合も含む.

循環器病の診断と治療に関するガイドライン（2011 年度合同研究班報告）. QT 延長症候群（先天性・二次性）と Brugada 症候群の診療に関するガイドライン（2012 年改訂版）. 日本循環器学会，日本心臓病学会，日本心電学会，日本不整脈学会. http://www.j-circ.or.jp/guideline/pdf/JCS2013_aonuma_h.pdf（2015 年 12 月閲覧）.

洞機能不全の合併が疑われました．Brugada 症候群における VT・VF 誘発の意義については賛否両論ありますが，ガイドラインでは ICD 植込みの適応基準の一つとなっています（表）[7]．

失神の原因精査に詳細な病歴聴取は重要です．本症例では日中の失神発作は反射性失神や起立性低血圧などの可能性も考えられましたが，夜間就寝中に尿失禁を 2 回起こしていることは尋常ではありません．一般に失神時の尿失禁は 10 秒前後の脳虚血により筋肉が弛緩して起こるとされ，本症例では夜間就寝中に長い心停止（原因は洞停止か心室性不整脈かは不明である）をきたしたと考えられました．

本症例は EPS で VF は誘発されず（心室期外刺激は 2 連まででした）クラスIIa の適応を満たしませんでしたが，典型的な Brugada 型心電図所見に失神，特に夜間の尿失禁を伴ったため，本人の承諾のうえ，ICD の植込みを施行．夜間の VF に対して適切作動を認め，Brugada 症候群と診断されました．

本症例のようにBrugada型心電図を呈する失神患者では致死的心室不整脈を念頭に，失神時の状況について詳細な病歴聴取を行い，治療方針を慎重に判断する必要があります．

▶症例のポイント

① Brugada症候群患者では反射性失神など，心室性不整脈以外の原因による失神の合併も多く，失神時の状況について詳細な病歴聴取を行い，慎重に治療方針を決定する．

②夜間の尿失禁は長時間の心停止を示唆する重要な所見である．

〈参考文献〉

1) Sumiyoshi M, et al. Sinus node dysfunction concomitant with Brugada syndrome. Circ J. 69, 2005, 946-50.

2) 循環器病の診断と治療に関するガイドライン（2011年度合同研究班報告）．失神の診断・治療ガイドライン（2012年改訂版）．日本循環器学会・日本救急医学会・日本小児循環器学会・日本心臓病学会・日本心電学会・日本不整脈学会．http://www.j-circ.or.jp/guideline/pdf/JCS2012_inoue_h.pdf（2015年12月閲覧）．

3) Francis J, et al. Atrial fibrillation and Brugada syndrome. J Am Coll Cardiol. 51, 2008, 1149-53.

4) Yokokawa M, et al. Neurally mediated syncope as a cause of syncope in patients with Brugada electrocardiogram. J Cardiovasc Electrophysiol. 21, 2010, 186-92.

5) Noda T, et al. ST-segment elevation and ventricular fibrillation without coronary spasm by intracoronary injection of acetylcholine and/or ergonovine maleate in patients with Brugada syndrome. J Am Coll Cardiol. 40, 2002, 1841-7.

6) Makita N. Phenotypic overlap of cardiac sodium channelopathies. Individual-specific or mutation-specific? Circ J. 73, 2009, 810-7.

7) 循環器病の診断と治療に関するガイドライン（2011年度合同研究班報告）．QT延長症候群（先天性・二次性）とBrugada症候群の診療に関するガイドライン（2012年改訂版）．日本循環器学会，日本心臓病学会，日本心電学会，日本不整脈学会．http://www.j-circ.or.jp/guideline/pdf/JCS2013_aonuma_h.pdf（2015年12月閲覧）．

症例 11 住吉正孝

負荷により左室流出路の圧較差が誘発された閉塞性肥大型心筋症の失神

症例

年齢・性別：43歳，男性.

現病歴・主訴：数年前より労作時に動悸やめまいを自覚．最近になって20m程度走ったところ失神が出現，精査のため当科へ紹介となった.

家族歴：兄が心肥大を指摘されている.

理学的所見：身体所見では血圧112/70mmHg，脈拍66/分・整，胸部聴診上胸骨左縁第3-4肋間に駆出性収縮期雑音（Ⅳ/Ⅵ）を聴取した．安静時心電図は心拍数58/分の洞調律でⅠ，aVL，V_{4-6}にやや深いQ波，Ⅰ，aVL，V_{5-6}に平低もしくは陰性T波を認めた（図1）．心エコー検査では左室の心室中隔壁厚21mm，後壁厚15mmと非対称性の中隔肥厚（asymmetric septal hypertrophy：ASH）を呈し，僧帽弁収縮期前方運動（systolic anterior motion of the anterior mitral valve leaflet：SAM）を認めた．心臓MRIでも同様に心室基部から乳頭筋レベルで中隔の肥厚を認めた（図2）.

入院後，心臓カテーテル検査を施行，圧較差は左室内と右腕頭動脈から同時記録で測定した（図3）．安静時には明らかな圧較差を認めなかった（図3A）

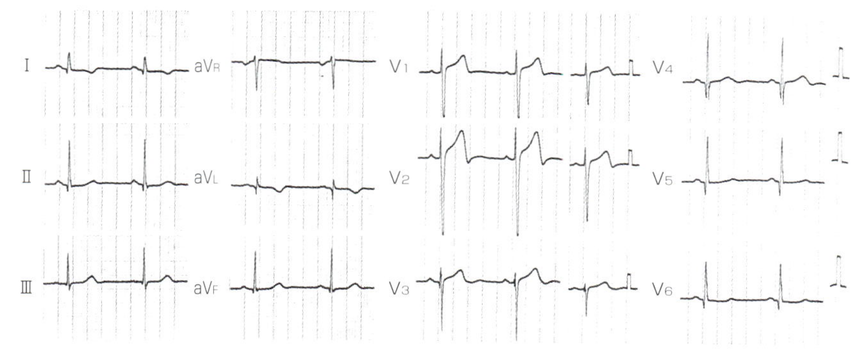

図1　安静時心電図（文献1より）

心拍数58/分の洞調律でⅠ，aVL，$V_{4\text{-}6}$にやや深いQ波，Ⅰ，aVL，$V_{5\text{-}6}$に平低もしくは陰性T波を認めた．

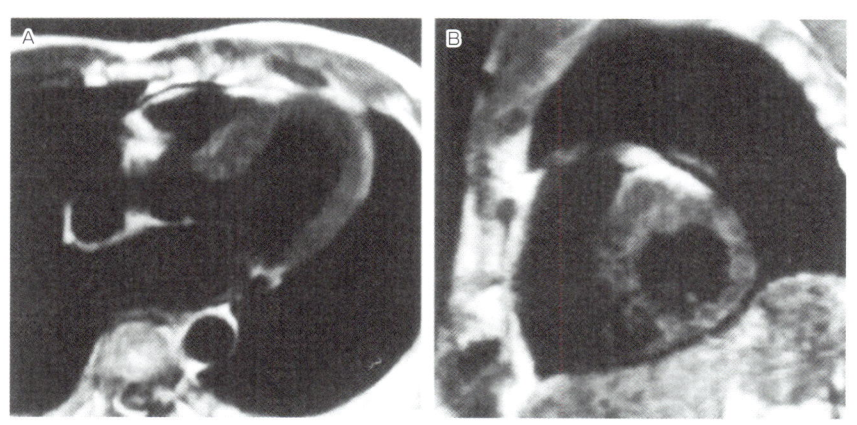

図2　心臓MRI所見（A：左室長軸断層，B：左室短軸断層）（文献1より）

左室の基部から乳頭筋レベルにおいて中隔の肥厚があり，非対称性の心室中隔肥厚（ASH）を認めた．

が，イソプロテレノールの持続注入（0.01～0.02μg/mL/min）により最大132mmHgの圧較差が出現した（図3B）．イソプロテレノールの持続注入を継続し心拍数120/分，圧較差40～50mmHgと安定した状態（図

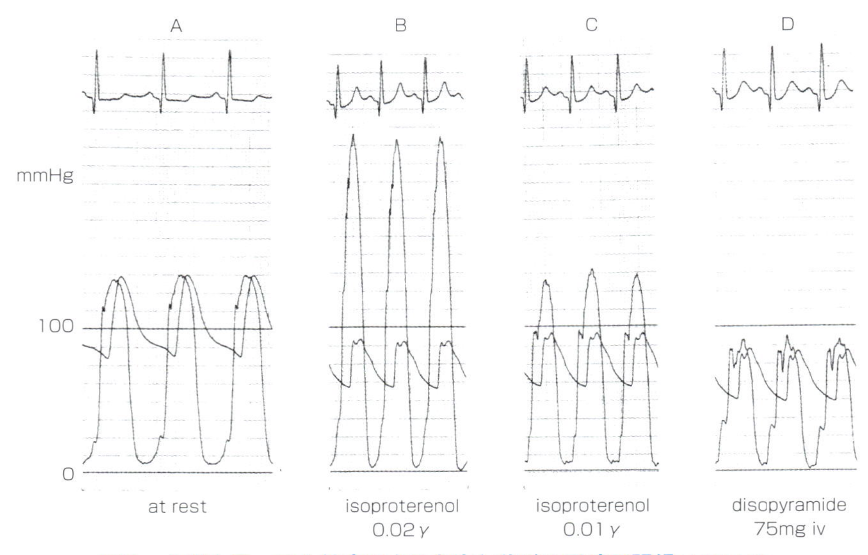

図3　心臓カテーテル検査による左室と動脈の同時圧記録（文献1より）

安静時には明らかな圧較差を認めなかった（A）．イソプロテレノールの持続注入（0.01～0.02μg/mL/min）により最大132mmHgの圧較差が出現した（B）．イソプロテレノールの持続注入を継続し心拍数120/分，圧較差40～50mmHgと安定した状態（C）でジソピラミド75mgを経静脈的に投与したところ圧較差は消失した（D）．

3C）でジソピラミド 75mg を経静脈的に投与したところ圧較差は消失した（図 3D）．この結果より，ジソピラミド 300mg とプロプラノロール 30mg の経口投与を経て退院，その後は失神の再発はない．

診断・治療・経過

肥大型心筋症は心原性失神の基礎心疾患として重要です．失神は肥大型心筋症において胸痛，呼吸困難，動悸とともに比較的頻度も多く，時に突然死につながる重要な症状です[2)]．肥大型心筋症において失神をきたす機序として，①頻脈性不整脈，②徐脈性不整脈，③高度な左室流出路狭窄，④自律神経異常（心肺圧受容体反射の異常），⑤心筋虚血と拡張障害の相互作用，が指摘されています[3]．特に頻脈性不整脈で心室頻拍は突然死の危険因子として重要で，失神を伴う心室頻拍は除細動器（ICD）の植込みを考慮するため，見逃さないように注意が必要です．

本症例では心エコーおよびMRIで非対称性の中隔肥厚を認め閉塞性肥大型心筋症（hypertrophic obstructive cardiomyopathy：HOCM）が疑われ，心臓カテーテル検査で診断されました[1]．HOCMでは運動時などの労作により左室流出路の狭窄が増強，流出路圧較差の増大により有効心拍出量が低下して失神をきたします．また，左室流出路狭窄の増強により左室の圧受容体が刺激され迷走神経反射が誘発され失神することも指摘されています[3]．しかし，HOCMの圧較差は安静時には明らかでないこともあります．そのため，本症例のように労作に関係した症状を呈する場合，カテコラミン負荷などで圧較差の増強を確認する必要があります．流出路の圧較差は種々の要因により変化しやすく，左室収縮の増強，前負荷および後負荷の減少により左室の容積が減少して僧帽弁が中隔に近づくと圧較差が増強します[2]．すなわち，立位，労作，脱水，バルサルバ手技などは圧較差を増強させます[2]．

HOCMにおける圧較差軽減の治療として，薬物治療と非薬物治療があります．薬物治療として従来のβ遮断薬，陰性変力作用のあるCa拮抗薬（ベラパミル塩酸塩，ジルチアゼムコハク酸塩），に加えⅠ群抗不整脈薬のジソピラミド，シベンゾリンが有効です[2]．作用機序としては主に陰性変力作用とされていますが，拡張能の改善作用も指摘されています．薬物治療に抵抗性の場合は外科的心筋切除，DDDペースメーカ治療，経皮的中隔心筋焼灼術（percutaneous transluminal septal myocardial ablation：PTSMA）も行われますが，いずれも侵襲的治療のため慎重に適応を判断します[2]．

▶症例のポイント

①肥大型心筋症における失神の原因として，頻脈性および徐脈性不整脈，左室流出路狭窄（HOCM），心肺圧受容体反射（反射性失神），などがある．

② HOCM において左室収縮の増強（労作・運動），前負荷および後負荷の減少による左室容積の減少（立位，労作，脱水，バルサルバ手技，など）は圧較差を増強させ，失神の誘因となる．

〈参考文献〉

1) 高谷典秀ほか．誘発された左室流出路圧較差に対して Ia 群抗不整脈薬が効果を示した閉塞性肥大型心筋症の 2 例．呼吸と循環．47，1999，1167-71．

2) 循環器病の診断と治療に関するガイドライン（2011 年度合同研究班報告）．失神の診断・治療ガイドライン（2012 年改訂版）．日本循環器学会・日本救急医学会・日本小児循環器学会・日本心臓病学会・日本心電学会・日本不整脈学会．http://www.j-circ.or.jp/guideline/pdf/JCS2012_inoue_h.pdf（2015 年 12 月閲覧）．

3) 循環器病の診断と治療に関するガイドライン（2011 年度合同研究班報告）．肥大型心筋症の診療に関するガイドライン（2012 年改訂版）．日本循環器学会，日本胸部外科学会，日本小児循環器学会，日本心血管インターベンション学会，日本心臓血管外科学会，日本心臓病学会，日本心電学会．http://www.j-circ.or.jp/guideline/pdf/JCS2012_doi_h.pdf（2015 年 12 月閲覧）．

症例 12

住吉正孝

急性肺血栓塞栓症による失神

症例

年齢・性別：79 歳，女性.

現病歴・主訴：入院の当日，昼に近くのポストへ手紙を出しに行ったとき，歩行中に浮動性のめまい，嘔気を自覚，その直後に意識消失して前のめりに転倒した．通行人の呼びかけによりすぐに意識回復，その後，救急隊が到着，意識清明，頭痛なく，明らかな麻痺もなかったが，顔面を打撲して挫創を負っていた．血圧 126/78mmHg，脈拍 104/分・整，呼吸数 18/分，SpO_2 89%のため酸素投与され，当院の救急外来へ搬送された.

既往歴：2 週間前に他院で左下腿静脈瘤の手術を受けた既往がある.

理学的所見：当院の救急外来受診時，意識清明，血圧 154/106mmHg，脈拍 97/分・整，呼吸数 16/分，SpO_2 91％であった．身体所見では心音・呼吸音に異常なく，四肢に明らかな浮腫を認めなかった．心電図所見は心拍数 94/分の洞調律で $V_{1\text{-}2}$ に陰性 T 波を認めた（図 1）．胸部 X 線写真では心拡大（CTR 54%）を認めたが肺野に異常はなかった．心エコー検査では左室機能は良好（EF 60%）で壁運動異常はなく，右心系の明らかな拡大も認めなかった．血液検査では白血球，AST，LDH の軽度上昇と D ダイマー高値を認め，急性肺血栓塞栓症（pulmonary thromboembolism：PTE）を疑い，造影 CT を施行した（図 2）．CT で両側肺動脈下葉および右中葉枝に

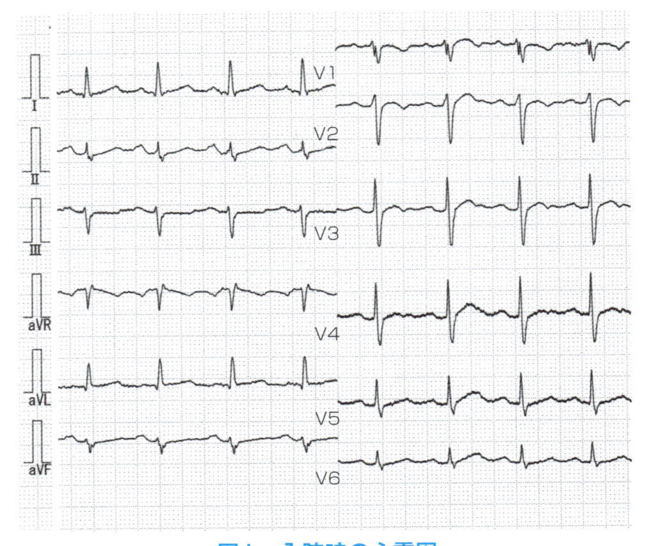

図1　入院時の心電図

心拍数94/分の洞調律で$V_{1\text{-}2}$に陰性T波を認めた.

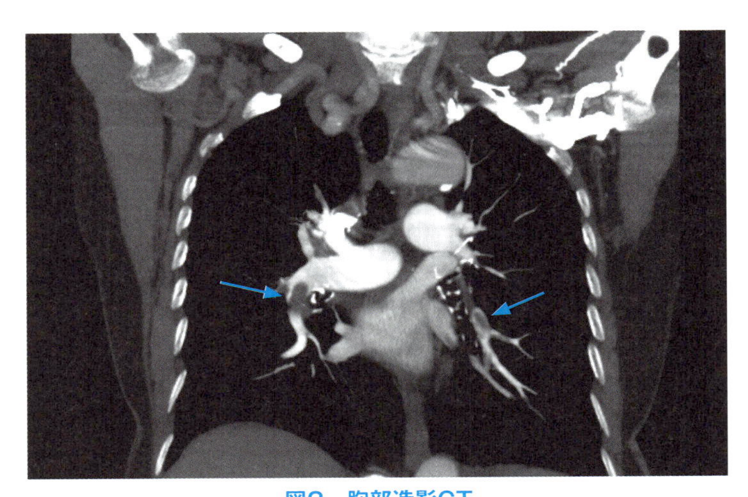

図2　胸部造影CT

左右の肺動脈下葉と右中葉枝に血栓による陰影欠損（矢印）を認めた.

陰影欠損（図2：矢印）を認め，両側下肢の深部静脈にも小さな陰影欠損があり，下肢深部静脈血栓によるPTEと診断した.

治療は血行動態が安定していたため血栓溶解は施行せず，ヘパリン持続点滴を行い，ワルファリンカリウムを併用した．また，下肢静脈には大きな血栓を認めず下大静脈フィルターの適応ではなかった．その後，造影CTを再検，肺動脈血栓の縮小を確認して退院となった.

診断・治療・経過

PTEで失神をきたした症例です．失神の原因としてPTEの頻度は高くありませんが，見逃してはならない重大な疾患です．PTEの症状として失神は20％前後に認められ，呼吸困難，胸痛に次いで比較的多い症状です[1)]．PTEの主たる病態は急速に出現する肺高血圧と低酸素血症です[1)]．失神の原因は広範囲のPTEにおいて，血栓による肺動脈の閉塞が原因で急性右心不全，心拍出量の急激な低下，体血圧の低下による脳血流の減少により生じます[2)]．失神をきたすような広汎型PTE症例のなかには，そのまま心停止に進展して突然死に至る場合もあります．失神のみで意識が改善する例では，肺動脈内で血栓が移動または破砕溶解して，血流が改善することによります．その他，急激な右心系の負荷から頻脈性・徐脈性不整脈が誘発されたり，血管迷走神経反射（Bezold-Jarisch反射）により失神する可能性も指摘されています[2)].

PTEにおいては特異的な症状・所見がないため，しばしば診断に苦慮します．呼吸困難や胸痛などの症状に加え，低酸素症に起因する頻脈や頻呼吸が急激に発症した場合に疑います．特に安静臥床後の起立，歩行や排便・排尿後に発症することが多いようです[1，2)]．心電図では洞頻脈に加え，重症例では右心系の負荷所見により右側胸部誘導の陰性T波，右軸偏位，右脚ブロックなどを認めます．本症例でも頻脈傾向とV_{1-2}に陰性T波を認めました．重症例では心エコーでも右室拡大が認められ参考になります．血液検査では特異的なものはありませんが，Dダイマー測定は診断に有用です[1]．確定診断は造影CT，肺血流シンチグラムなどで行いますが，最近では造影CTを施行する場合が多く，肺動脈内の血栓のみならず，塞栓源である下肢や骨盤内および腹腔内の静脈血栓も検索できます．ちなみに塞栓源の90%以上は下肢あるいは骨盤内静脈の血栓とされます[1]．

治療方針は肺動脈内血栓の溶解，再発防止，呼吸循環の管理ですが，基本は抗凝固療法として急性期はヘパリンの経静脈内投与とワルファリンカリウムまたはXa阻害薬などの新規抗凝固薬の併用です．急性期にショックや低血圧が遷延する場合などでは血栓溶解療法の適応があります．必要に応じて下大静脈フィルターも併用しますが，治療の詳細はガイドラインを参照してください[1]．

▶症例のポイント

① 失神はPTEにおいて，呼吸困難，胸痛に次いで多い症状で約20%に出現する．
② 手術などによる安静臥床後の起立や歩行後，排便・排尿後に発症した失神ではPTEを疑う．
③ PTEを疑ったら，Dダイマー上昇などを参考に造影CTで診断する．

〈参考文献〉

1) 循環器病の診断と治療に関するガイドライン（2008年度合同研究班報告）．肺血栓塞栓症および深部静脈血栓症の診断，治療，予防に関するガイドライン（2009年改訂版）．日本循環器学会・日本医学放射線学会・日本胸部外科学会・日本血管外科学会・日本血栓止血学会・日本呼吸器学会・日本静脈学会・日本心臓血管外科学会・日本心臓病学会 .http://www.j-circ.or.jp/guideline/pdf/JCS2009_andoh_h.pdf（2015年12月閲覧）．

2) 循環器病の診断と治療に関するガイドライン（2011年度合同研究班報告）．失神の診断・治療ガイドライン（2012年改訂版）．日本循環器学会・日本救急医学会・日本小児循環器学会・日本心臓病学会・日本心電学会・日本不整脈学会．http://www.j-circ.or.jp/guideline/pdf/JCS2012_inoue_h.pdf（2015年12月閲覧）．

トピックス 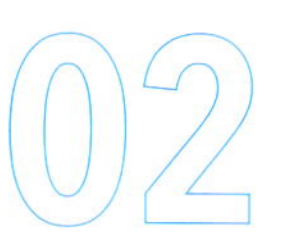 河野律子

発作性房室ブロックのメカニズム

発作性房室ブロックの自然経過

心原性失神のなかでも発作性房室ブロックは代表的な原因疾患であり，植込み型ループ式心電計（implantable loop recorder：ILR）によって最も高率に検出される心原性失神の一つです．特に，発作性房室ブロックによる失神は，労作時に長時間の心停止を伴うことが多く，重症の外傷を負って救急搬送される患者がたびたびみかけられます．

その結果，発作性房室ブロックが原因の患者にはペースメーカ治療が選択されますが，その後の長期経過フォローでも心室ペーシングの作動がほとんど認められない患者が存在します．要するに，ペースメーカ植込み後も発作性房室ブロックのままの状態で経過し，完全房室ブロックに移行しない患者です．一方，ペースメーカ植込み後に，しばらくして心室ペーシング依存，すなわち完全房室ブロックの状態に移行する発作性房室ブロック患者も存在します．

発作性房室ブロックのメカニズム

当院での症例でも，ILR によって発作性房室ブロックが確認され，ペースメーカ治療後のフォローアップでも心室ペーシングの作動がほとんど認めら

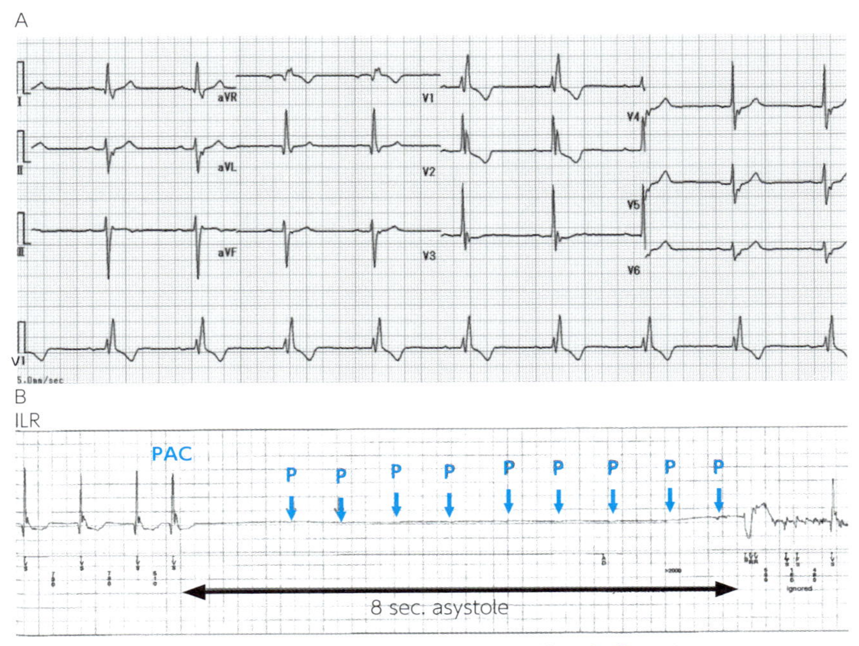

図1　脚ブロックを伴う患者の発作性房室ブロック

安静時12誘導心電図.

れない患者（発作性房室ブロックの状態にある患者）と，心室ペーシング依存に移行する患者（完全房室ブロックに移行した患者）が存在します．完全房室ブロックに移行する患者と移行しない患者における最も大きな患者背景の違いは，心室ペーシング依存に移行する患者群ではペースメーカ植込み前の 12 誘導心電図で，脚ブロックなどの心電図異常が存在することです．

図 1 の患者は，安静時心電図で右脚ブロックおよび左脚前枝ブロックの 2 束ブロック所見がありました（図 1A）．心電図上の 2 束ブロックの存在は，ハイリスク因子ですので，失神原因精査のため ILR で経過をみました．図 1B のように ILR で発作性房室ブロックが捕まり，ペースメーカ植込み治療を行いました．房室ブロックは心房性期外収縮を契機に発生しています

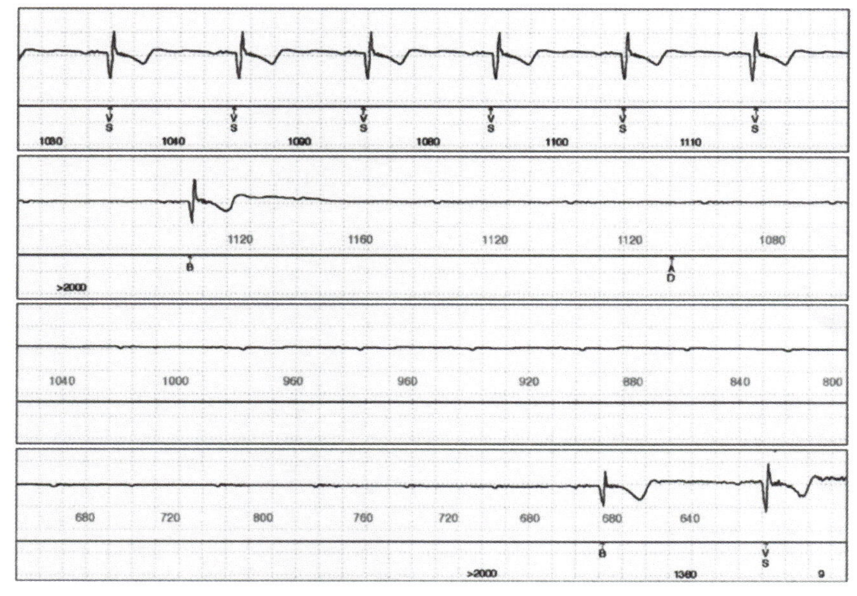

図2　特発性発作性房室ブロック（文献1より改変）

（図 1B）．本症例は，ペースメーカ植込み後 4 カ月目に突然完全房室ブロックとなり，心室ペーシング依存となりました．これらの患者では，発作性房室ブロック発生時に，心房あるいは心室性期外収縮をトリガーとして房室ブロックが発生するのが一般的です．

一方，ペースメーカ植込み後にも発作性房室ブロックのまま経過し，心室ペーシングがあまり作動しない患者では，12 誘導心電図で脚ブロックなどの心電図異常はなく，正常の 12 誘導心電図であることが多いのが特徴です．さらにこれらの患者では，心房あるいは心室性期外収縮の発生なしに突然房室ブロックが発生します．また図 2 に示すように，房室ブロック中の P-P 間隔はブロック発生前と同じ間隔であることも特徴とされています[1,2]．

発作性房室ブロックは，通常ヒス・プルキンエ系の房室伝導障害の存在，あるいは迷走神経過緊張などにより発生します．イタリアの Brignole らは，これらのメカニズムでは説明のつかない，いわゆる特発性発作性房室ブロックによる失神が認められた患者の長期経過観察を行っています[1]．平均8±7年の間に原因不明の再発性失神を認めた患者で，①ベースラインの標準心電図が正常の患者，②器質的心疾患を有さない患者，③失神再発時に行っていた長時間心電図モニタリングで発作性第3度房室ブロック（失神時の最長心拍停止時間の平均値：9±7秒）が突如発現した患者，④心臓電気生理検査（electrophysiological study：EPS）の結果が陰性であった患者18人を対象として検討しています．全例でペースメーカ治療がなされていますが，追跡調査は最長14年間（平均4±4年）で，その間これらの対象患者18人には永続性房室ブロックへの移行は一人もみられず，失神再発患者もいなかった，と報告しています．

脚ブロックなどを有し，期外収縮で発生する発作性房室ブロックが潜在性の房室伝導障害を有していると考えられるのに対して，これらの患者には潜在性の房室伝導障害はなく，いわゆる“特発性発作性房室ブロック”として異なる範疇であると考えています．実際，このような患者では，血液中のアデノシンレベルが低下していることやアデノシンの急速静注によるATPテスト陽性患者がコントロール患者に比べて多いことも報告されており，一過性の血中アデノシンレベルの上昇と房室ブロックとの関係について検討がなされています[1, 2]．

発作性房室ブロック患者に対する今後の課題

日本循環器学会の「不整脈の非薬物治療ガイドライン（2011年改訂版）」[3]では，慢性の2枝または3枝ブロックがあり，失神発作を伴うが原因が明らかでないものに対するペースメーカ植込みはすでにクラスⅡaに分類されています（表1）．一方で，欧州心臓病学会のガイドライン[4]では，クラスⅡb適応となっており（表2），心機能が保たれた患者でEPSを施行しても異常を認めない場合には，ILR植込みで経過をみることが推奨されています

表1　2枝および3枝ブロックに対するペースメーカ植込みの適応（文献3より作成）

クラスⅠ	1. 慢性の2枝または3枝ブロックがあり，第2度MobitzⅡ型，高度もしくは第3度房室ブロックの既往のある場合 2. 慢性の2枝または3枝ブロックがあり，投与不可欠な薬剤の使用が房室ブロックを誘発する可能性の高い場合 3. 慢性の2枝または3枝ブロックとWenckebach型第2度房室ブロックを認め，失神発作の原因として高度の房室ブロック発現が疑われる場合
クラスⅡa	1. 慢性の2枝または3枝ブロックがあり，失神発作を伴うが原因が明らかでないもの 2. 慢性の2枝または3枝ブロックがあり，器質的心疾患を有し，電気生理検査によりヒス束以下での伝導遅延・途絶が証明された場合
クラスⅡb	1. 慢性の2枝または3枝ブロックがあり，電気生理検査でヒス束以下での伝導遅延・途絶の所見を認めるが，器質的心疾患のないもの

表2　欧州心臓病学会ガイドラインでの脚ブロック患者へのペースメーカ植込み適応
（文献4より作成）

クラス	レベル	
Ⅰ	B	1）脚ブロックがあり原因不明の失神を持つ患者でのEPSの異常 ペースメーカは，失神と脚ブロックがあり，EPSの異常（HV ≧ 70ms，薬物負荷や心房ペーシングによるⅡ度 or Ⅲ度房室ブロック出現）がある患者で適応である．
Ⅰ	C	2）交代性脚ブロック ペースメーカは，症状にかかわらず，交代性脚ブロックをもつ患者で適応である．
Ⅱb	B	3）脚ブロックがある原因不明の失神患者で診断がつかない患者． ペースメーカは，原因不明の失神と脚ブロックを有する患者では，選択された患者において考慮される．
Ⅲ	B	4）無症候性脚ブロック ペースメーカは，無症候性脚ブロックの患者では適応にならない．

EPS：心臓電気生理検査

（図3）．

完全左脚ブロックもしくは2束ブロックを持つ原因不明の失神患者に，ILRを植込んで原因診断を特定するか，あるいは経験的に先にペースメーカ治療を行うか，いずれの選択が優れているかに関しては，残念ながら現時点

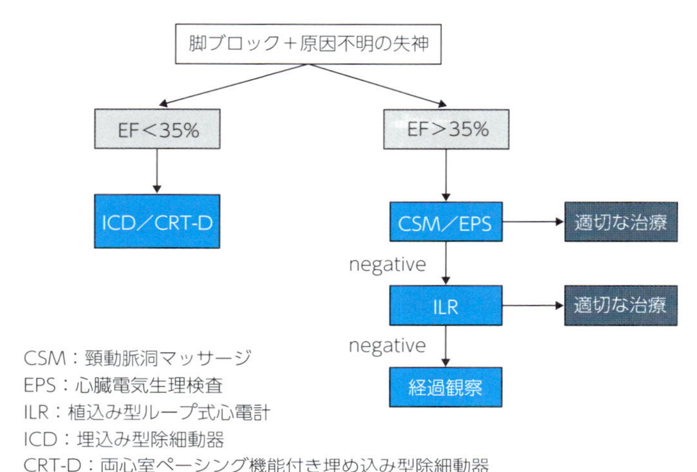

図3　脚ブロックがある原因不明の失神患者における方針（文献5より作成）

で科学的エビデンスがありません．それを明らかにするために，無作為ランダム化比較試験SPRITELY（syncope：pacing or recording in the later years）試験がカナダ・米国・欧州・日本の施設で進行しています[5)]．この結果は，今後の脚ブロックを有する原因不明の失神患者の治療戦略に一石を投じるものとなることが予測されます．

〈参考文献〉

1）Brignole M, et al. Syncope due to idiopathic paroxysmal atrioventricular block：long-term follow-up of a distinct form of AV block. J Am Coll Cardiol. 58, 2011, 167-73.

2）Blanc JJ, et al. Syncope associated with documented paroxysmal atrioventricular block reproduced by adenosine 5'triphosphate injection. Europace. 16, 2014, 923-7.

3）循環器病の診断と治療に関するガイドライン（2011年度合同研究班報告）．失神の診断・治療ガイドライン（2012年改訂版）．日本循環器学会・日本救急医学会・日本小児循環器学会・日本心臓病学会・日本心電学会・日本不整脈学会．http://www.j-circ.or.jp/guideline/pdf/JCS2012_inoue_h.pdf（2015年12月閲覧）．

4）Brignole M, et al. 2013 ESC guidelines on cardiac pacing and cardiac resynchronization therapy. Europace. 15, 2013, 1070-118.

5）Krahn AD, et al. Empiric pacemaker compared with a monitoring strategy in patients with syncope and bifascicular conduction block--rationale and design of the Syncope: Pacing or Recording in ThE Later Years（SPRITELY）study. Europace. 14, 2012, 1044-8.

コラム 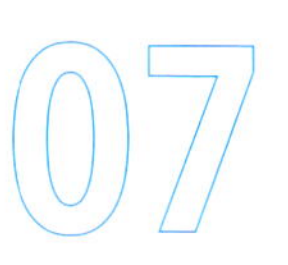 河野律子

心原性失神を疑うべき所見とは?

心原性失神のハイリスク評価では12 誘導心電図，心エコー検査を最初に行う

心原性失神の生命予後は不良であるため，心原性失神の除外を早急に行う必要があります．初期評価によって失神発作と判断され，同時にその原因診断の確定に至らなかった場合は，続いてリスク階層化を行うことになります．

リスク階層化の目的は，早急に心原性失神か否かを見極めることにあります．その際に，表のハイリスク所見がないかを参考にします．リスク評価の項目は，問診，基礎心疾患の有無，心電図所見から構成されています．そのため，十分に問診を行いつつ，12 誘導心電図，心エコー検査は最初に行われるべき検査となります．

問診によって疑うべき所見

問診によって，臥位や運動時・労作時での失神，失神時の動悸や突然死の家族歴などがある場合は，心原性失神の可能性を否定できません．高齢者では特に，前兆のない失神や突然失神を繰り返すようになった場合にも心原性が疑わしくなります．

また，心不全や心筋梗塞の既往歴がある場合には，基礎心疾患があるわけですから，心原性失神を疑う必要があります．そのため，病歴でこれらの存

表　失神患者の高リスク基準

1. 重度の器質的心疾患あるいは冠動脈疾患：心不全，左室駆出分画低下，心筋梗塞歴

2. 臨床上あるいは心電図の特徴から不整脈性失神が示唆されるもの
   ①労作中あるいは仰臥時の失神
   ②失神時の動悸
   ③心臓突然死の家族歴
   ④非持続性心室頻拍
   ⑤二束ブロック（左脚ブロック，右脚ブロック＋左脚前枝 or 左脚後枝ブロック），QRS≧120ms のその他の心室内伝導異常
   ⑥陰性変時性作用薬や身体トレーニングのない不適切な洞徐脈（<50/分），洞房ブロック
   ⑦早期興奮症候群
   ⑧ QT 延長 or 短縮
   ⑨ Brugada パターン
   ⑩不整脈原性右室心筋症を示唆する右前胸部誘導の陰性 T 波，イプシロン波，心室遅延電位

3. その他：重度の貧血，電解質異常等

循環器病の診断と治療に関するガイドライン（2011 年度合同研究班報告）．失神の診断・治療ガイドライン（2012 年改訂版）．日本循環器学会・日本救急医学会・日本小児循環器学会・日本心臓病学会・日本心電学会・日本不整脈学会．http://www.j-circ.or.jp/guideline/pdf/JCS2012_inoue_h.pdf（2015 年 12 月閲覧）．

在が疑われる場合，あるいは既往がある場合には問診だけでなく，心エコーでの心機能の確認も必要となります．

12 誘導心電図によって疑うべき所見

12 誘導心電図検査に加えて，モニター心電図，ホルター心電図，運動負荷心電図などで表に示すようなハイリスク所見を認めたら，心原性失神を疑いながら，さらに必要な検査を進めていくことになります．完全左脚ブロック，完全右脚ブロックに加えて，二束ブロックはハイリスク所見となります．

また，不適切な洞性徐脈（スポーツ心，投薬による徐脈など，原因として考えられるものを除外）もハイリスク所見に挙げられています．

〈参考文献〉

1）循環器病の診断と治療に関するガイドライン（2011 年度合同研究班報告）．失神の診断・治療ガイドライン（2012 年改訂版）．日本循環器学会・日本救急医学会・日本小児循環器学会・日本心臓病学会・日本心電学会・日本不整脈学会．http://www.j-circ.or.jp/guideline/pdf/JCS2012_inoue_h.pdf（2015 年 12 月閲覧）．

コラム 08 住吉正孝

心臓電気生理検査は失神の原因精査に有効か?

不整脈は心原性失神の原因として最も多く，生命予後を左右するため，正しく診断して適切な治療を行うことは極めて重要です．そこで，失神の診断にしばしば用いられる心臓電気生理検査（electrophysiological study：EPS）の意義について検証します．

EPS の方法と評価（判断基準）

失神の診断のために最低限推奨される EPS プロトコールとその評価（判断基準）を EPS に関するガイドライン[1]から抜粋して，以下に示します．

① 洞機能評価：洞結節回復時間（sinus node recovery time：SNRT），修正洞結節回復時間（corrected sinus node recovery time：CSNRT）の測定．

② 房室伝導の評価：ベースラインのヒス束電位図による HV 時間と心房ペーシング時の房室伝導，特にヒス・プルキンエ系の伝導能の評価．

③ 心房刺激による上室頻拍の誘発．

④ 右室内 2 カ所で 2 つの基本周期による期外刺激法を用いた心室頻拍の誘発．

次に，EPS の結果より失神の原因として不整脈が強く疑われる所見を以下に示します．

① 洞徐脈で CSNRT が著明に延長（>525ms）．

② 脚ブロックがあり HV 時間が 100ms 以上，または心房ペーシングあるいは薬剤負荷で HV ブロックが誘発される場合.
③ 抗不整脈薬の負荷により完全房室ブロック（aortic ventricular block：AVB）が誘発される場合.
④ 血圧低下をきたす上室頻拍が誘発.
⑤ 持続性単形性心室頻拍（ventricular tachycardia：VT）が誘発.

EPS の臨床的意義について

ガイドラインに示された失神患者に対する EPS の適応を表に示します．失神の評価目的での EPS では約 70%は正常所見を示すとされますが，正常 EPS の結果より失神の原因として不整脈が完全に否定されるわけではありません[1].

クラスⅠ

1. 失神の原因として症状から不整脈が疑われるが，不整脈が証明されていない患者
2. 非侵襲的検査による評価後も原因不明の失神を有する，器質的心疾患を有する患者

クラスⅡ

1. 失神の原因としてすでに明らかになっている不整脈の発生機序を明らかにする場合
2. 器質的心疾患はなく，かつチルト試験陰性で原因不明の失神を反復する患者
3. 失神の既往を有するが，器質的心疾患がなく，正常心電図を示し，動悸の症状がない患者

表　失神患者に対する心臓電気生理検査の適応

1. 徐脈性不整脈

徐脈性不整脈に対してのEPSは，感度は低く，特異度は高いとされています．一過性の徐脈性不整脈による失神患者においてEPSで診断が確定したのは洞不全症候群で37.5%，AVBで15.4%であったとするFujimuraらの論文が有名です[2)]．また，漸増性心房ペーシング（図1）では失神を伴う脚ブロック患者でヒス束以下の2度AVBの誘発は9%（18/192例）と低いですが，その後，誘発例の78%（14/18例）で2～3度AVBが自然発症したと報告されています[3)]．感度の低い原因として，迷走神経反射によ

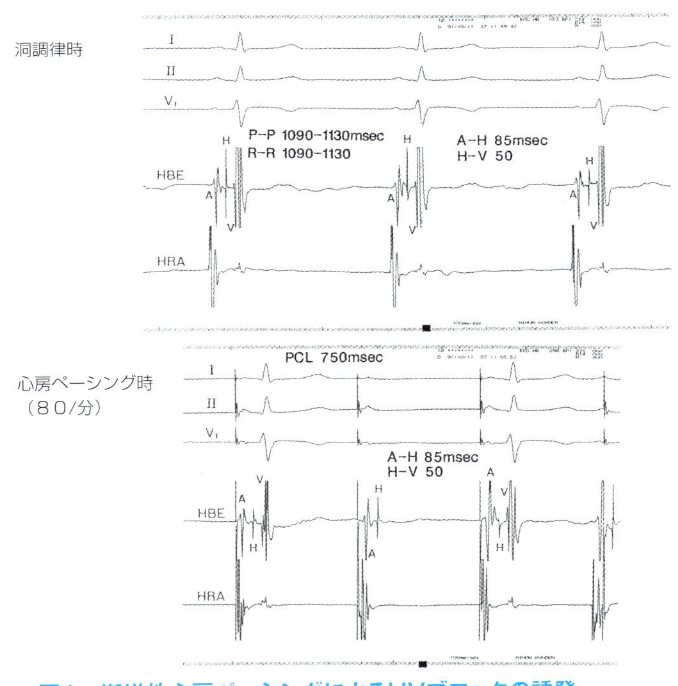

図1　漸増性心房ペーシングによるHVブロックの誘発
心房ペーシング（80/分）で2：1HVブロックが誘発された．

る徐脈が含まれていた可能性が指摘され，反射性失神患者を除外した場合，洞停止または一過性 AVB による失神患者の 86％に洞結節またはヒス・プルキンエ系の異常が確認されたとの報告もあります[4]．

しかし，迷走神経反射による一過性徐脈・心停止を否定することは実際には困難な場合も多いと思います．また，2 束ブロックを伴う失神例において，Ⅰ群抗不整脈薬のジソピラミド静注による AVB 誘発は感度 75 ～ 100％，特異度 90％以上[5] とされますが，統一したプロトコールのないことが問題です．最近では EPS で異常を認めなかった脚ブロックを伴う失神患者 52 例（2 束ブロック 42 例を含む）に植込み型ループ式心電計（implantable loop recorder：ILR）を用いた研究で，フォローアップ中 79％に徐脈性不整脈を伴う失神の再発を認めたとの報告もあり[6]，徐脈性不整脈に対する EPS の意義は相対的に低下しています．

2．頻脈性不整脈

発作性の上室頻拍でも稀に血圧低下を伴い，失神の原因となります．EPS の有用性として，検査中に不整脈の原因を同定しアブレーションで治療できることが挙げられます．

心室性不整脈では誘発のために心室プログラム刺激法が行われますが，プロトコールが統一されていないことが問題です．通常は右室 2 カ所（心尖部と流出路）で 2 つの基本ページング周期（400 ～ 600ms）で行いますが，期外刺激は 2 連または 3 連までか，3 連刺激周期を 200（または 180）ms までとするか，心室不応期まで短縮するかによって結果に影響します．

また，基礎疾患によっても感度・特異度が異なります．一般的に冠動脈疾患で有用とされ，単形性 VT に対しては感度が高い診断法とされますが，多形性 VT や VF が誘発された場合の意義は明らかでありません[1]．冠動脈疾患において EPS は生命予後や VT・VF 再発のリスク評価に有用ですが，心筋症など非虚血性心疾患における EPS の意義は明らかでなく，非虚血性拡張型心筋症で原因不明の失神を有する患者に対するプログラム刺激法の予後

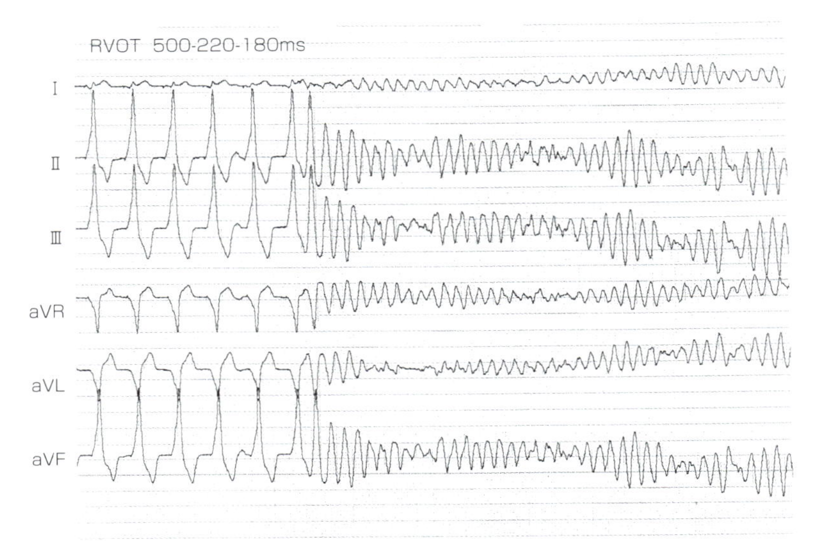

図2　Brugada症候群における心室プログラム刺激による心室細動の誘発
右室流出路からの心室2連プログラム刺激で心室細動が誘発された.

予測的価値は低いとされています[1].

Brugada 症候群において EPS の意義は賛否両論ありますが，現在のガイドライン[7]では典型的な coved 型心電図（薬剤負荷後も含め）を呈し，失神の既往または突然死の家族歴がある患者において，心室プログラム刺激法で VF が誘発された場合（図 2）には植込み型除細動器適応のクラス IIa です（〈症例 10・表〉を参照）.

〈参考文献〉

1) 循環器病の診断と治療に関するガイドライン（2010 年度合同研究班報告）．臨床心臓電気生理検査に関するガイドライン（2011 年改訂版）．日本循環器学会・日本小児循環器学会・日本心臓病学会・日本心電学会・日本不整脈学会．http://www.j-circ.or.jp/guideline/pdf/JCS2011_ogawas_h.pdf（2015 年 12 月閲覧）．

2) Fujimura O，et al．The diagnostic sensitivity of electrophysiologic testing in patients with syncope caused by transient bradycardia．N Engl J Med．321，1989，1703-7.

3) Petrac D，et el．Prospective evaluation of infrahisal second-degree AV block induced by atrial pacing in the presence of chronic bundle branch block and syncope．Pacing Clin Electrophysiol．19，1996，784-92.

4) Brignole M，et al．Mechanisms of syncope caused by transient bradycardia and the diagnostic value of electrophysiologic testing and cardiovascular reflexivity maneuvers．Am J Cardiol．76，1995，273-8.

5) Englund A，et al．Pharmacological stress testing of the His-Purkinje system in patients with bifascicular block. Pacing Clin Electrophysiol．21，1988，1979-87.

6) Brignole M，et al．Mechanism of syncope in patients with bundle branch block and negative electrophysiological test．Circulation．104，2001，2045-50.

7) 循環器病の診断と治療に関するガイドライン（2011 年度合同研究班報告）．QT 延長症候群（先天性・二次性）と Brugada 症候群の診療に関するガイドライン（2012 年改訂版）．日本循環器学会・日本心臓病学会・日本心電学会・日本不整脈学会．http://www.j-circ.or.jp/guideline/pdf/JCS2013_aonuma_h.pdf（2015 年 12 月閲覧）．

第3章

忘れられない
失神患者

症例 13 河野律子

心原性失神と鑑別を要したてんかん症例

症例

年齢・性別：73 歳，男性.

主訴：一過性意識消失発作.

既往歴：出血性脳梗塞および陳旧性心筋梗塞のため近医で内服加療中であった．午前 8 時頃，立位で妻と話していたところ突然意識を失い，壁にもたれかかるようにして倒れこんだ．意識消失時間は 1 ～ 2 分でけいれん発作はなく，発作直前に動悸や吐気，むかつきといった前駆症状も認めなかった．一過性意識消失発作の原因精査，加療目的で当科紹介となった.

理学的所見：起立性低血圧の所見は認められなかった．入院時血液検査所見では，軽度腎機能低下，NT-pro BNP1,718pg/mL と上昇を認めた．胸部 X 線写真で，心胸比 57%，肺野には異常は認めなかった．心エコー所見では，左室収縮率は 30%と低下し，左前壁中隔が基部～心尖部まで，高度壁運動低下および壁の菲薄化を認めた.

また，12 誘導心電図では，洞調律で心拍数 60/分．$V_{3\text{-}5}$R 波増高不良，流出路起源と予測される心室性期外収縮二段脈を認めていた．しかし，ホルター心電図では，失神の原因となるような房室ブロックや洞停止などの徐脈と心室頻拍などの頻脈は認められなかった.

外来で行った脳波検査では，てんかん波は確認されなかった.

診断・治療・経過

本症例は既往歴として心機能低下を伴う陳旧性心筋梗塞が認められ，12 誘導心電図では心室性期外収縮が頻発しているのが確認されていました．ホルター心電図では，発作性房室ブロックや心室頻拍などの明らかに心原性失神の原因となる不整脈は認められませんでした．また，病歴では失神前駆症状やけいれん発作を認めてはいないものの，左前頭葉に広がる出血性脳梗塞を認めており，てんかんとの鑑別が必要と考えられました．

詳細な病歴聴取や症状出現時の臨床症状，立位負荷検査を含む種々の心電図検査からも意識消失発作の原因が特定できませんでした．一方で，心原性失神を早急に否定し，てんかんとの鑑別を行う必要がありました．心臓電気生理検査による精査も考慮しましたが，それについては本人の同意が得られず，植込み型ループ式心電計（implantable loop recorder：ILR）を使用することとしました．

ILR 植込み後 42 日目に，再度一過性意識消失を認めました．自宅で座位の状態でテレビを見ていた際に，唸りながら倒れこみ意識消失しました．妻が発作の一部始終を目撃していましたが，けいれん発作は明らかではなく，1～2 分で妻の呼びかけに応答するようになっています．直後に妻が ILR の患者駆動装置を作動させて，その後，当院へ救急搬送となりました．救急外来で数秒間の ILR 記録の一部を取り出したところ，洞性頻脈とともに低電位の連続性記録を認めたのみでした．失神の原因となる徐脈・頻脈は認められず，意識消失発作は心原性失神ではないことを確認し，入院して経過観察としました．

後日，7 分 30 秒間に及ぶ記録の全体像を確認したところ，ノイズと間違えるほどの低振幅ではありましたが，70 秒ほど持続する周期的な筋電位であることが判明しました（図）．てんかん専門医へのコンサルトにより，脳波検査ではその後もてんかん波は認められなかったものの，ILR 記録は強直間代発作

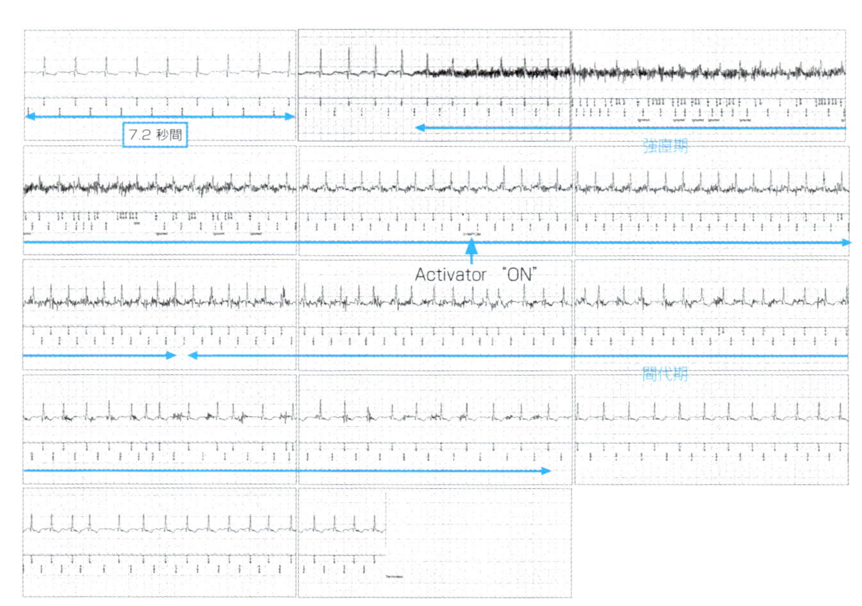

図　ILRで記録された強直間代発作（文献1より改変）

に特徴的な筋電位であると判断され，一過性意識消失発作の原因は焦点てんかん発作の二次性全般化と診断されました．その後，抗てんかん薬内服（レベチラセタム 500mg/日）が開始となり約 2 年が経過しましたが，意識消失発作の再発は認めていません．

本症例は，一過性意識消失発作時にけいれん発作を臨床的に認めていなかったにもかかわらず，ILR で強直間代発作に特徴的な筋電位が記録されたことで初めて，てんかん発作が診断された症例でした．高齢者の意識消失発作の患者では意識消失発作時の状況把握が難しく，心原性失神とてんかん発作の鑑別が困難なことがあります．ILR による心電図記録の特徴を把握し適切に判読することが，心原性失神の早期除外のみならず，心原性失神とてんかん発作の鑑別には重要となります．

▶症例のポイント

①ILRの記録でイベントの発症時刻とその時の行動の確認.

②ILRの記録に残ったノイズのような特徴的な筋電位の確認.

③てんかん発作のある程度の知識をもつこと.

〈参考文献〉

1) Kohno R, et al. Subclinical Tonic-Clonic Epileptic Seizure Detected by an Implantable Loop Recorder. International Heart Journal. 54, 2013, 289-91.

症例 14 河野律子

てんかんによる心停止症例

症例

年齢・性別：66 歳，男性.

主訴：一過性意識消失発作を主訴に来院した.

既往歴・生活歴：既往歴はなく，てんかんの家族歴はなかった.

現病歴：1 年 6 カ月前より約 1 分間程度の意識消失発作を繰り返すようになった. 発作時にけいれん発作はなく，後遺症もなく，意識は自然に回復していた. 意識消失発作直前には吐気などの前駆症状を認めていた. 1 カ月に 2 ～ 3 回の頻度で意識消失発作を繰り返すようになり，外傷を伴うようになったため当院循環器内科を紹介受診となり，原因の精査を目的として入院となった.

理学的所見：血液学的・生化学的・尿検査所見，胸部 X 線写真に異常は認めなかった.

心エコー所見：弁膜疾患・壁運動異常は認めず，心機能は正常であった（LVEF55%）. ホルター心電図，運動負荷心電図（modified Bruce）では，失神の原因となるような不整脈の出現はなかった. しかし，12 誘導心電図では，正常洞調律で心拍数 72/分，完全右脚ブロックと左脚後枝ブロック（2 枝ブロック）を認めた.

診断・治療・経過

この患者の入院後経過は，12 誘導心電図で完全右脚ブロックと左脚後枝ブロック所見（心電図における 2 束ブロックの存在は，心原性失神を疑うハイリスク所見）を認めたため，ホルター心電図や運動負荷心電図を行ったものの，発作性房室ブロックや心室頻拍などの心原性失神の原因となる不整脈や虚血所見などは認められませんでした．また，病歴で失神前駆症状を認め，血管迷走神経性失神との鑑別が必要と考えられたため，head-up tilt 検査を施行しましたが，失神発作やその前駆症状は誘発されず，血圧・心拍数にも変化はなく陰性でした．

詳細な病歴聴取や症状出現時の臨床症状，head-up tilt 検査を含む種々の心電図検査からも意識消失発作の原因が特定できなかったため，植込み型ループ式心電計（implantable loop recorder：ILR）の植込み術を施行し退院としました．

ILR 植込み後，3 カ月間に 3 回の一過性の意識消失発作を認めました．ILR の心電図記録解析では，先行する一過性の心拍数上昇とそれに引き続く洞性徐脈・洞停止と補充調律を認めました（図 1，2）．また，同様の心拍数の変動パターンは，夜間就寝中にも頻繁に認められていることが明らかとなり，最長の心停止時間は，18 秒間に及んでいました．このことから，血管迷走神経性失神は否定的であると判断し，その他の原因として，①睡眠時無呼吸症候群，②側頭葉てんかんによる ictal bradycarcia/asystole，③上記の合併という鑑別診断が考えられました．ポリソムノグラフィーはすでに施行されており，睡眠時無呼吸症候群は否定的でした．このため神経内科を受診し，脳波検査を施行したところ，両側側頭葉にてんかん波によるスパイクを認めたことから側頭葉てんかんと診断されました．

その後，抗てんかん薬であるカルバマゼピンの内服が 100mg/日で開始となり，失神発作は認められなくなりました．しかし，依然として ILR によっ

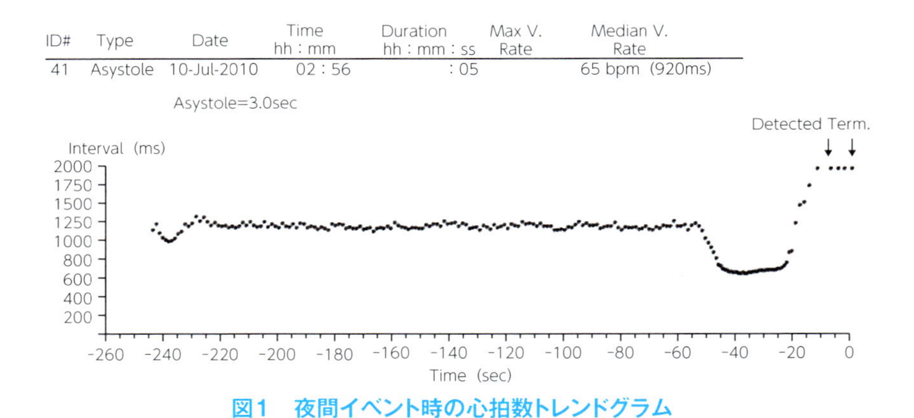

図1　夜間イベント時の心拍数トレンドグラム

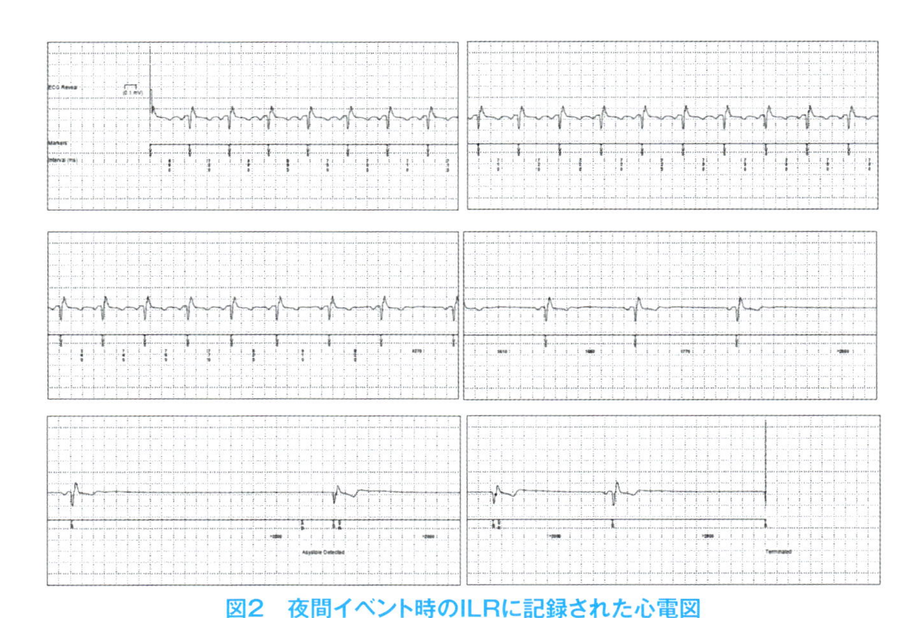

図2　夜間イベント時のILRに記録された心電図

て夜間の心停止は確認されていたため，カルバマゼピンを150mg/日から200mg/日へ徐々に増量しました．その結果，失神発作と夜間の心停止の消失のみならず脳波検査でもスパイクの消失が認められました．

ILRにより記録された失神時および夜間就寝中の徐脈と心停止は，側頭葉てんかんによるictal bradycardia/asystoleと診断しました．また，失神発作は側頭葉てんかんによるictal bradycardia/asystoleによって，2次的に失神発作が発生していたと考えられました．長い心停止を認めたにもかかわらず，ペースメーカ植込み治療なしに，抗てんかん薬の内服投与のみで失神の治療に成功した症例でした[1]．

▶症例のポイント

①ILRの記録でイベントの発症時刻とその時の行動が確認できた．

②自律神経反射で生じる特徴的な心拍変動がILRによって記録された．

③てんかん発作のある程度の知識をもつことが重要である．

〈参考文献〉

1）Kohno R, et al. Syncope and ictal asystole caused by temporal lobe epilepsy. Circ J. 75, 2011, 2508-10.

症例 15 住吉正孝

Head-up tilt検査で30秒の心停止をきたしペースメーカが植込まれた中年女性

症例

年齢・性別：46歳，女性.

既往歴・生活歴：幼少時より何度も失神を繰り返している患者で，2009年になって両親の介護で多忙となり，失神発作が頻回となった．同年4月に某大学病院の脳神経内科を受診，脳波検査で異常なく，6月に循環器内科へ紹介，外来で心電図，ホルター心電図および心エコー検査を行ったが異常なく，入院精査となった.

理学的所見：入院後，病歴より血管迷走神経性失神（vasovagal syncope：VVS）を疑い，head-up tilt検査（HUT）を施行した．HUT開始25分で血圧が100/50mmHg前後から76/44mmHgと低下，心拍数も80台から60台に低下し，その直後に意識消失をきたし洞停止による30秒間の心停止を伴う心抑制反応が認められた．そのため，DDDペースメーカ植込みを受けて退院となった.

しかし，その後も失神を繰り返し，本人は「ペースメーカを植込んだのになぜ症状がよくならないのか？」と疑問を抱いて，2010年にセカンドオピニオンのため当科外来を受診した．患者にペースメーカでは血圧低下を十分に予防できないことを説明，失神回避法を含めた生活指導を行い，β遮断薬（プロプラノロール）とメトリジンによる内服治療を行っている．現在でも月に数回は，前失神〜失神発作を起こしているが，元気で外来に通院している．

診断・治療・経過

中年女性で心抑制型のVVSと診断されペースメーカ植込みを受けましたが，失神発作の頻度は減少しませんでした．なぜでしょうか？　この症例からHUTの問題点とVVSにおけるペースメーカ治療の問題点を考えてみましょう．

Head-up tilt検査（HUT）の問題点

HUTはVVSの診断法として確立された検査です[1)]．HUTにおいて，患者は下肢への血液プールによる静脈還流の低下によって神経反射が惹起され，交感神経活動の急激な低下とともに迷走神経活動の急激な上昇が生じ，血圧低下と徐脈・心停止が誘発されます．その時の反応として，心抑制型，血管抑制型，混合型の3つの病型が提唱されています（表1）．過半数の患者は混合型で，血管抑制型が3割程度，心抑制型は約1割と少ないですが，時に10秒を超える心停止が誘発されることもあります．

また，HUTにはさまざまな問題点も指摘されています（表2）[2)]．HUTは通常，病院で医療者の監視下で行われ，血行動態（心電図，血圧など）をモニターしながら，しばしば静脈ルートをつけて行われます（以前は動脈ラインも取っていました）．いわば特殊な環境下で行うため，被験者に心理的・身体的ストレスを与えます．このことが偽陽性を誘発する一因と考えられます．実際，HUTによるVVSは失神の既往のある患者のみでなく，失神の既往のない健常者でも10〜20%誘発され（偽陽性反応）[3)]，時には10秒以上の長い心停止をきたす場合もあります[4)]．そのため，HUTで陽性反応（VVS）が誘発さ

表1　チルト試験で誘発される血管迷走神経性失神の病型

Type 1：混合型（mixed type） ・心拍数は増加した後減少するが 40/分以下にはならないか， 40/分以下でも 10 秒未満あるいは心停止 3 秒未満 ・血圧は上昇した後，心拍数が減少する前に低下 Type 2：心抑制型（cardioinhibitory type） ・心拍数は増加した後減少し，40/分以下が 10 秒以上あるいは 心停止 3 秒以上 ・2A：血圧は上昇した後，心拍が低下する前に低下 ・2B：血圧は心停止時あるいは直後に 80mmHg 以下に低下 Type 3：血管抑制型（vasodepressor type） ・心拍は増加した後不変のまま血圧低下 ・心拍は低下しても 10%未満

循環器病の診断と治療に関するガイドライン（2011年度合同研究班報告）．失神の診断・治療ガイドライン（2012年改訂版）．日本循環器学会・日本救急医学会・日本小児循環器学会・日本心臓病学会・日本心電学会・日本不整脈学会．http://www.j-circ.or.jp/guideline/pdf/JCS2012_inoue_h.pdf（2015年12月閲覧）．

表2　Head-up tilt検査の問題点（文献2より）

1．特殊な状況下での誘発検査 （心電図・血圧など血行動態モニター，静脈ルート） 2．偽陽性が 10 ～ 20% （健常者でも心停止が誘発！） 3．実際（リアルワールド）の発作とタイプが異なる （HUT 結果と植込み型ループ式心電計の不一致）

れたからといって，患者の実際の失神が VVS とはいいきれません．そのため，VVS の診断には HUT 結果より，病歴（失神時の状況，前駆症状，トリガーなど）を重視することが推奨されており，典型例では病歴のみで診断が可能です（ただし心原性失神を否定する必要はあります）．

一方，失神患者において，HUT で VVS が誘発された場合でも，実際（リ

表3　ペースメーカ治療の問題点（文献2より）

1．血圧低下への効果が不十分 （発作を完全には抑制できない！）
2．侵襲的な治療：身体的・精神的負担 （感染などの合併症，抜去困難，電磁障害，etc.）
3．若年者（40歳未満）でのエビデンスがない

アルワールド）の失神発作と病型が異なることが報告されています[5]．この問題は近年，植込み型ループ式心電計（implantable loop recorder：ILR）の普及に伴い，実際に失神発作時の心電図が記録可能となり明らかになりました．すなわち，HUTで心抑制型の反応を認めても，実際の発作では血管抑制型や混合型を呈する可能性もあります．また，VVSに対するペースメーカ治療が有効でなかった原因として，HUT結果を重視して適応を決めていたことも一因とされています．そこで近年，ILRによる発作時の心電図所見を重視してペースメーカ適応が決定されるようになりました（ISSUE3研究）[6]．

ペースメーカ治療の問題点

ISSUE3研究[6]はILRで失神発作時に3秒以上の心停止，または失神がなくとも6秒以上の心停止が確認された40歳以上の患者89例を対象に行われました．ペースメーカはレート・ドロップ機構（徐脈時にレート90/分で1分間ペーシング）を備えたDDDペースメーカが用いられ，ランダムにペースメーカをオン・オフ（センシングのみ）に設定しました．その結果，ペースメーカをオンにした場合，オフにした場合に比べて有意に失神の再発を抑制（p=0.039），ペースメーカを作動させることで失神再発のリスクを2年間で57%減少させました．

しかし，ペースメーカ治療の問題点も挙げられます（表3）[2]．ペーシング治療をオンにした患者でも2年間で25%に失神再発を認めており（ペーシングオフ患者では 57%)，治療効果は絶対的なものではありません．両者の差も p=0.039 と有意ですが，大きくありません．これはペースメーカの血圧低下に対する予防効果が不十分であることに起因すると思われます．また，40 歳未満の若年者はこの研究の対象とされていないため，エビデンスがありません．さらに，ペースメーカ植込みは侵襲的な治療であり，合併症や日常生活における制限もあります．特に若年者では心理的・身体的影響および長期間のデバイス管理・合併症を鑑みて慎重に対応すべきでしょう．

▶症例のポイント

① HUT で長い心停止が誘発されても，ペースメーカの植込みは慎重に判断すべき．

② VVS におけるペースメーカ治療の適応は HUT 結果ではなく，ILR の結果を重視する．

③ペースメーカ植込み後も失神が再発することを患者に説明しておく．

〈参考文献〉

1) 循環器病の診断と治療に関するガイドライン（2011 年度合同研究班報告）．失神の診断・治療ガイドライン（2012 年改訂版）．日本循環器学会・日本救急医学会・日本小児循環器学会・日本心臓病学会・日本心電学会・日本不整脈学会．http://www.j-circ.or.jp/guideline/pdf/JCS2012_inoue_h.pdf（2015 年 12 月閲覧）．

2) 住吉正孝．ペースメーカーを植え込む？ Case：チルト試験で 10 秒以上の心停止．エキスパートが本音で明かす 不整脈診療の極意．山下武志編．東京，南山堂，2015，28-31．

3) Sumiyoshi M, et al. Poor reproducibility of false-positive tilt testing results in healthy volunteers. Jpn Heart J. 40, 71-8, 1999.

4) Sumiyoshi M, et al. Paroxysmal atrioventricular block induced during head-up tilt testing in an apparently healthy man. J Cardiovasc Electrophysiol. 8, 1997, 561-4.

5) Moya A, et al. Mechanism of syncope in patients with isolated syncope and in patients with tilt-positive syncope. Circulation. 104, 2001, 1261-7.

6) Brignole M, et al. International Study on Syncope of Uncertain Etiology 3 (ISSUE-3) Investigators. Pacemaker therapy in patients with neurally mediated syncope and documented asystole : Third International Study on Syncope of Uncertain Etiology (ISSUE-3) : a randomized trial. Circulation. 125, 2012, 2566-71.

症例 16 河野律子

ILR植込み手術時に発生した血管迷走神経性失神

症例

主訴：意識消失発作のため当院へ救急搬送された.

現病歴：夜間，午前 02:05 分に妻と座位で話をしていた際に，意識消失発作を認めた．両上肢は屈曲しけいれんを伴っており，下肢は膝立ちした状態から徐々に伸展し，白目をむいて倒れていった．意識消失時間は 1 ～ 2 分間であり，直後から妻の呼びかけには反応し，もうろうとした状態は認めなかった．発作直後から，本人の記憶はすべて残っていた．救急車で来院時には，意識清明で麻痺やしびれはなかった.

理学的所見：来院時の血液ガス，血算，血液生化学検査，12 誘導心電図（図 1），頭部 CT 検査では異常は認められなかった．既往歴（－），突然死の家族歴（－），喫煙（＋）．検査に異常を認めず，本人の意識も清明であり帰宅となり，翌日に神経内科を受診することとなった.

診断・治療・経過

翌日，妻に付き添われて神経内科を受診し，てんかん発作の精査のために，入院して長時間脳波モニタリングが行われることになりました．しかし，て

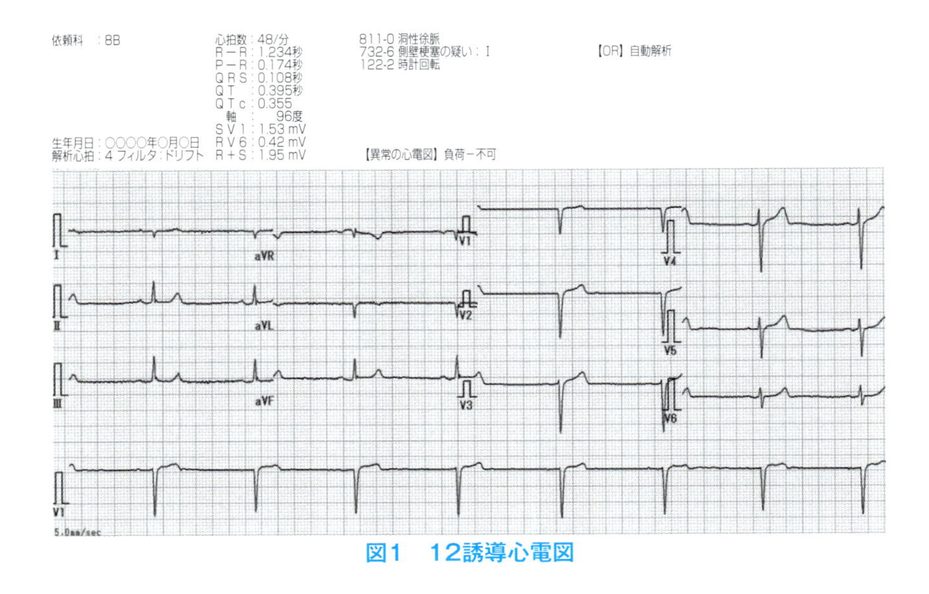

図1　12誘導心電図

んかん波など脳波の異常は認められませんでした．一方で，抗てんかん薬の投与も考慮されたものの，本人が拒否したため，半年間の自動車の運転禁止が告げられて退院となりました．神経内科入院時に，ホルター心電図と心エコーが行われましたが，異常は認めませんでした．しかし，てんかんと失神の慎重な鑑別が必要であると考えられ，失神発作の精査のために循環器内科外来を紹介受診となりました．

再度，循環器内科で聴取した意識消失発作時の状況は，意識消失発作時には飲酒はしておらず，倒れる前に胸に込み上げてくるような気分不良を認めており，数日間は胸部違和感を自覚していたとのことでした．また，意識消失前の生活については，中間管理職となり過労気味であり，睡眠時間が１日４～５時間程度しかとれていなかったことがわかりました．

今回の意識消失発作は，妻に休暇をとるように忠告されて，口論している最中に発症しました．妻の目撃証言では，けいれん発作は，上肢のみに力が

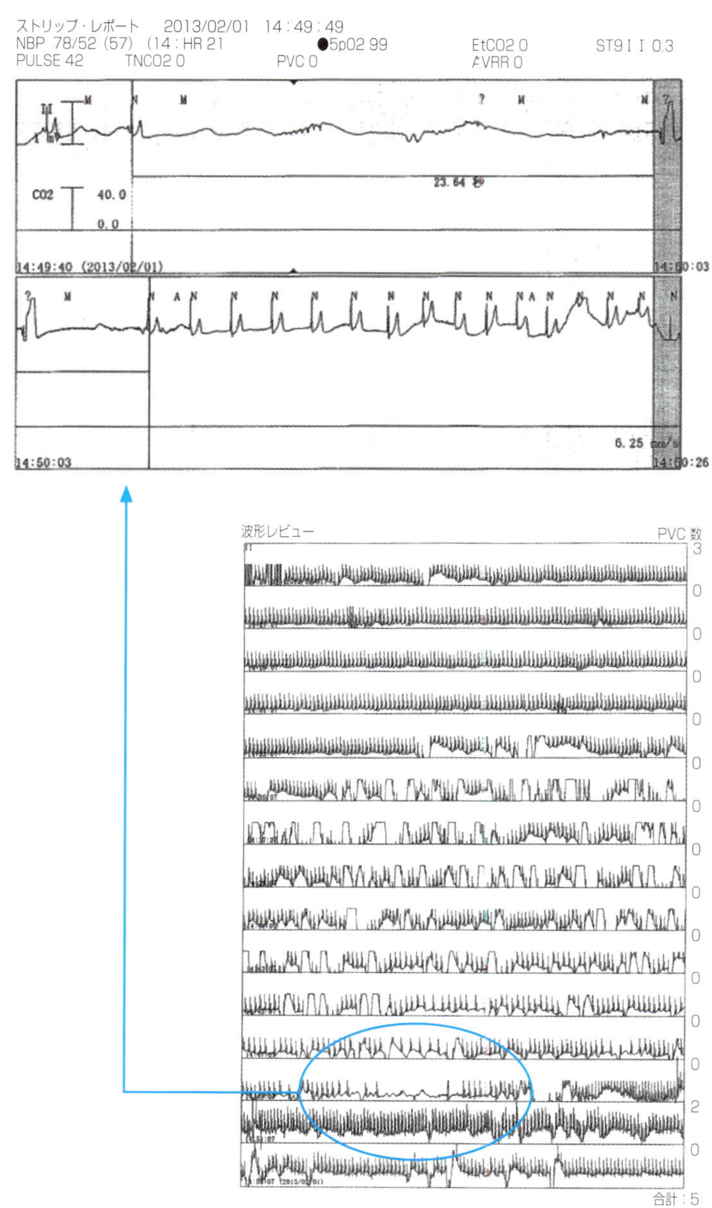

図2　手術中のモニター心電図記録（トレンドグラム）

入った様子であり，下肢には突っ張ったような様子はなかったとのことでした．また，今回の発作は 2 度目であり，半年前にも同様の意識消失発作を夜間認めており，初回発作はそのまま経過をみていたことがわかりました．胸部症状を伴った夜間の一過性意識消失発作であり，心原性失神のなかでも，冠攣縮性狭心症の可能性も十分に疑い，冠動脈造影も考慮して精査を進めていくことになりました．

しかし，2 回目の発作から 1 カ月後の深夜 1 時頃に，妻と話をしている際，気分不良と冷汗，息苦しさが出現し，臥床して安静にしたところ，徐々に症状は改善するという，明らかな胸部症状を伴わないエピソードを認めました．冠動脈造影検査を患者本人が躊躇したこともあり植込み型ループ式心電計（implantable loop recorder：ILR）の植込みを行って経過をみることにしました．手術室での ILR 植込み手術開始時には，心拍数（HR）80 ～ 90bpm の洞調律で経過していましたが，手術開始から 10 分経過時に切開時の疼痛を訴え，HR30 ～ 40bpm 台の洞性徐脈となり，上肢のけいれんと強直，眼球上転と顔色不良を伴って，最大 23 秒間の心停止を認めました（図 2，3）．

ILR 植込み術後（図 4），心抑制型の血管迷走神経性失神と診断し，起立調節訓練法を開始しました．当初は立位姿勢をとって約 10 分程度で気分不良を認めていましたが，起立調節訓練法の継続を指示し経過をみたところ，徐々に起立可能な時間も延長し，2 カ月後には，30 分間の起立が可能となりました．さらに，仕事のストレスの自覚と睡眠時間の確保，スポーツ飲料などの水分摂取を指導し経過をみたところ，失神発作は認めなくなっていました．しかし，ILR 植込みから半年が経過したところで，妻との口論の後に気分不良，冷汗と顔面が蒼白となる症状が出現し，同時に ILR で徐脈を認めました．そのため，生活指導と起立調節訓練法の強化を行い，再び失神発作を認めなくなりました．起立調節訓練法の開始から 1 年後には運転も再開としました．現在，3 年が経過していますが，ILR の記録でも徐脈は捉えられず，失神の再発はありません．

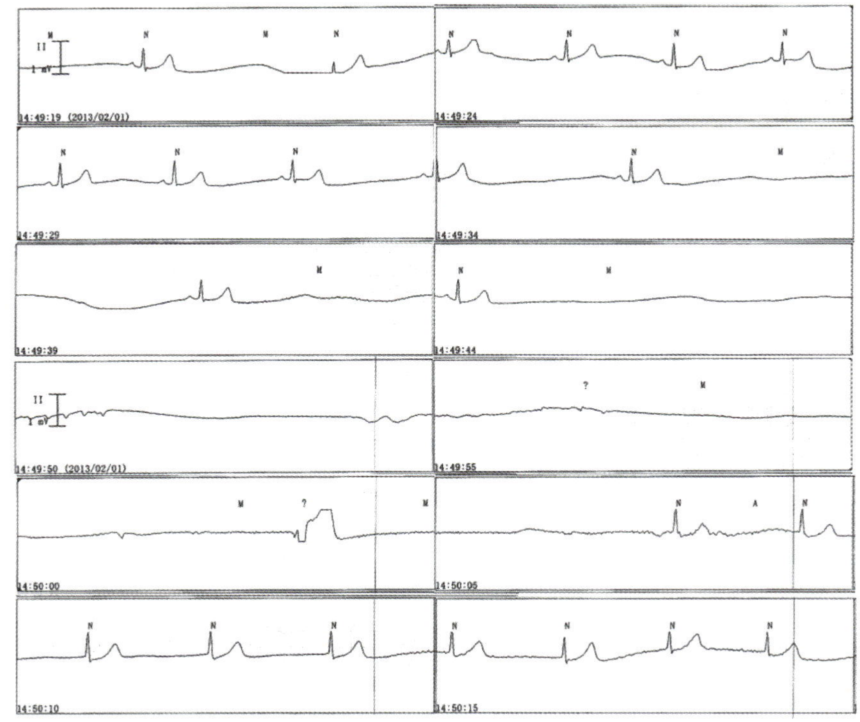

図3　手術中のモニター心電図記録（拡大記録）

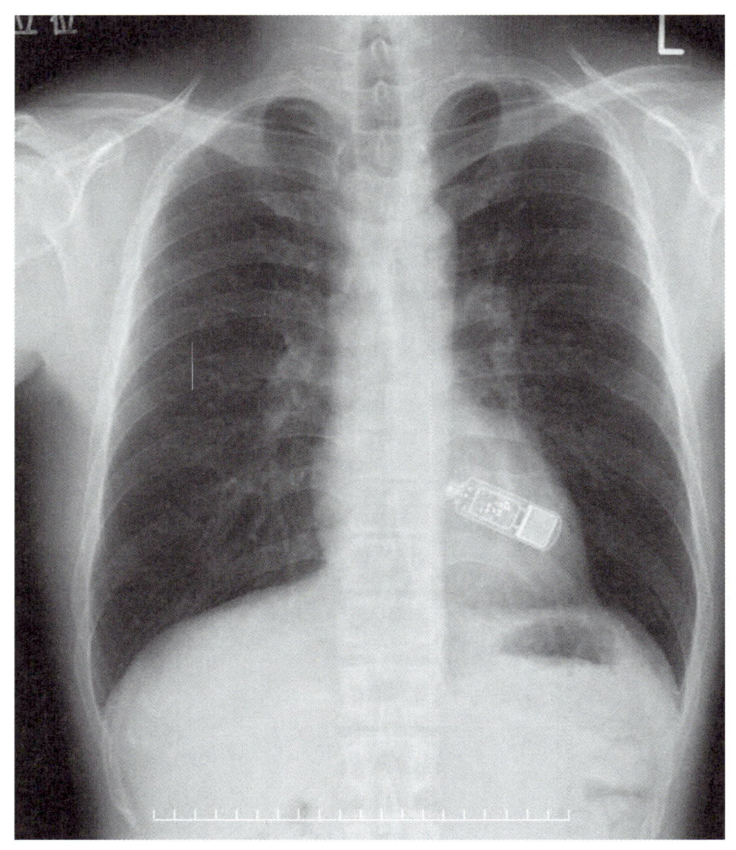

図4　ILR植込み後の胸部X線写真

▶症例のポイント

①若年男性の夜間の失神発作であった.

②手術による過度の緊張が失神発作を誘発した症例であった.

③心抑制型血管迷走神経性失神にけいれん発作を伴っていた症例であった.

④生活指導と起立調節訓練法が著効した.

⑤ ILR が血管迷走神経性失神の治療経過判断に役立った症例であった.

症例　**17**　安部治彦

血管迷走神経性失神の治療経過中に心室細動が発生した症例

症例

年齢・性別：34 歳，男性．

主訴：意識消失発作．

既往歴・生活歴：特記事項なし．家族歴に突然死はない．

現病歴：生来健康で，これまで毎年受診していた健康診断でも何ら異常を指摘されたことはない．2003 年 8 月，仕事で自動車運転中に意識消失をきたしたことがある．半年後の 2004 年 2 月に，勤務で自動車運転中に意識をなくし，民家の塀に衝突する自損事故を起こした．近医の神経内科を受診し，脳波や頭部 MRI 検査を受け，てんかんは否定的とされたため当科を受診した．意識消失発作は，当科受診時点では過去 2 回のみであった．いずれも意識消失時の外傷などはなく，また胸部症状を疑わせる症状もまったく認めなかった．

理学的所見：特に異常所見はなく，血圧も120/70mmHg と正常で，脈拍は 50/分で規則的であった．

心電図（図 1）：心拍数 46/分と軽度の洞性徐脈を示したが，それ以外の異常所見は認めなかった．QT 時間や QRS 幅も正常範囲内であった．

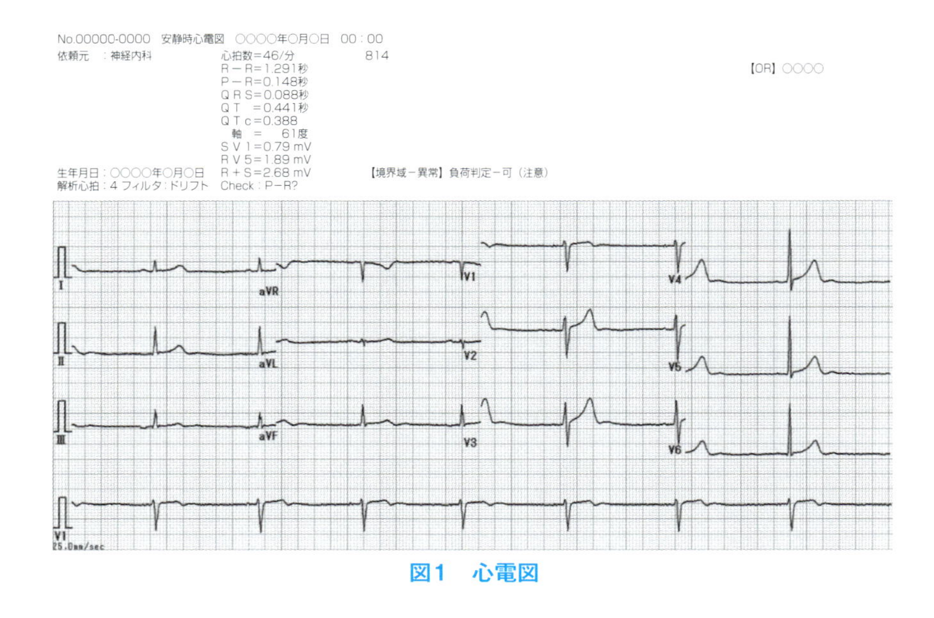

図1 心電図

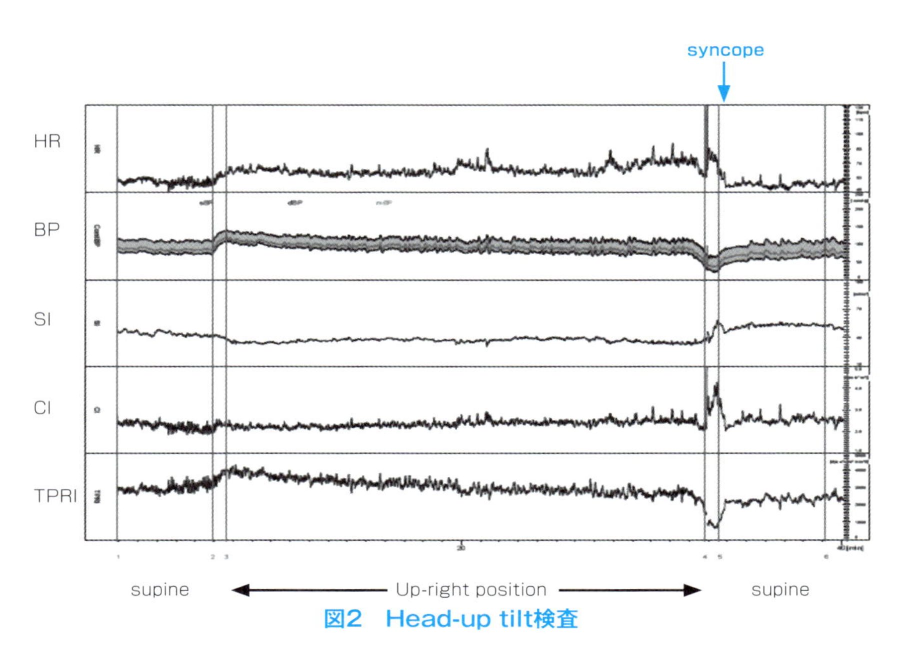

図2 Head-up tilt検査

胸部X線写真：CTRは正常で，肺野に異常はなかった．
心エコー・運動負荷心電図検査：いずれも異常所見は認めず，心機能は正常であった．
Head-up tilt検査（図2）：薬物負荷は行わず，80°で45分間施行した．Upright開始後，約40分経過時に気分不良を訴え失神した．そのとき，血圧低下と軽度の洞性徐脈を認めた．過去2回経験した意識消失発作時と同じ症状であることを確認し，血管迷走神経性失神（血管抑制型）の診断を行い，検査を終了した．

診断・治療・経過

若年者であり，何ら基礎心疾患を認めないことから，head-up tilt検査（HUT）を施行しました．Tilt検査時に有意な血圧低下を認め，その際の症状が自然発作時の症状と一致したことから，HUT陽性と判断し，血管迷走神経性失神（血管抑制型）と診断しました．血管迷走神経性失神の病態と機序を含めて説明し，生活指導も行いました．また，過去2回の失神発作が自動車運転中に発生しており，うち1回は自損事故も起こしていたため，起立調節訓練法（1日2回，1回30分）による失神の再発予防を試みました．その間，自動車運転は行わないように指導しました．

1カ月後に再度受診させ，起立調節訓練法の継続状況の確認を行い，再度HUT（同じプロトコール）を施行しました．起立調節訓練後にはコントロールtiltで誘発されなくなったためイソプロテレノール負荷HUTまで行いましたが，症状出現も血圧低下も認めずHUT陰性と判断しました．そのため，自動車運転を許可し，その後も毎日1回30分間の起立調節訓練法を継続するように指導しました．

9カ月後の2004年12月，就労中の自動車運転中に再度意識をなくして民家の建物の壁に追突し，意識をなくしているのが確認されました．救急隊到着時に意識はなく，救急車内での心電図で心室細動が確認されたため，

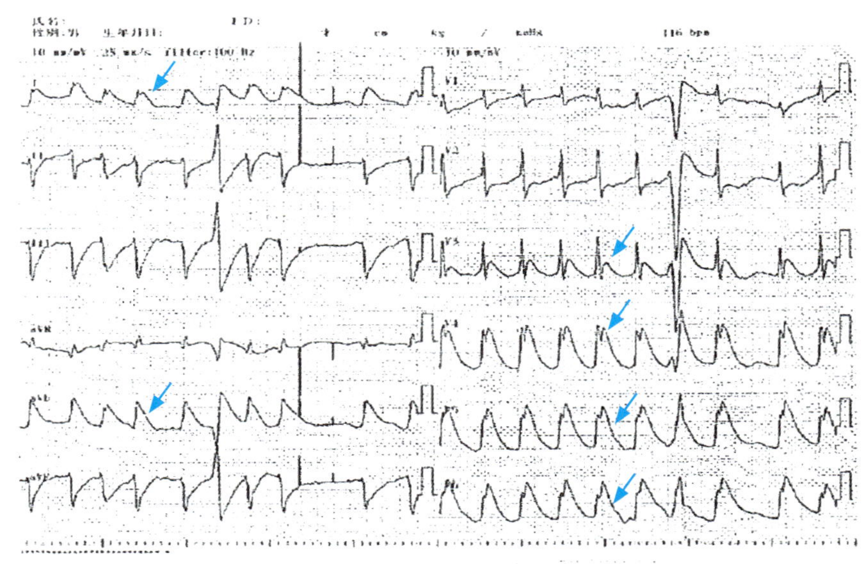

図3　除細動後の12誘導心電図

AEDによる除細動を受け，洞調律に復した状態で救急部に搬送されました．図3に，当院救急部到着後の12誘導心電図を示しています．

当院到着後の12誘導心電図では，$V_{3\text{-}6}$，Iと aVL 誘導（図3：矢印）で著明なST上昇をきたしているようにみえます．その後の心電図では，このST上昇はすみやかに正常化していました．これがST上昇であったとすれば，前壁〜側壁にかけての広範な領域での異型狭心症であった可能性が高いのですが，救急車内で心臓マッサージも受けており，その影響による心電図変化も完全には否定できません．これまでには何らかの胸部症状を訴えたことは一度もありませんでした．もう一つの可能性は，本患者の心電図所見は著明なJ波の上昇とも考えられ，J波症候群による特発性心室細動も否定できませんでした（残念ながら，2004年当時はJ波症候群自体あまり注目されておらず，筆者もそのことはあまり考えていませんでした）．

本患者は，低体温療法などが施行されましたが残念ながら意識障害が改善せず，その後自宅近くの施設に転院されました．そのため冠動脈造影検査や心臓電気生理検査などの精査は施行しておらず，最終的な原因疾患の同定はなされていません．

本患者は，失神を主訴に来院し，若年で基礎心疾患もなく，心機能も正常で，head-up tilt 検査が陽性であったことから，単純に血管迷走神経性失神と診断し，治療を行っていました．確かに安静時の心電図では洞性徐脈の所見がみられましたが，それ以外にはまったく異常はなく，また胸部症状もありませんでした．あとで見直しても，図 3 以外の心電図では J 波や ST 変化は認めていませんでした．したがって，J 波症候群や異型狭心症を疑わせる心電図は，心室細動発作後の心電図が初めてであったことから，現在でも事前に本患者の心室細動を予測することはできなかった可能性が高いと思っていますが，自分の無力さをしみじみと痛感させられた症例です．

▶症例のポイント

①基礎心疾患のない失神患者で心室細動をきたした症例である．

②若年男性患者の失神発作には，Brugada 症候群・J 波症候群などが原因となっていることもある．心電図上典型的でない場合には，注意深い観察が必要となる．

トピックス 03 住吉正孝

失神患者の自動車運転と道路交通法

反射性（神経調節性）失神患者から自動車運転の診断書記載の依頼が増える

近年，てんかんなどによる一過性意識消失発作によって悲惨な交通事故が報道され，社会問題になっています．2014 年 6 月には道路交通法の改正が行われ，反射性（神経調節性）失神患者においても自動車運転に対する規制（制限）が強化されました．具体的には，①運転免許更新の際の申告制度が強化され，虚偽の申告をした場合に罰則（1 年以下の懲役または 30 万円以下の罰金）を設置，②運転が禁止されている失神患者が運転を継続している場合，医師が公安委員会へ通報できる制度が発足，の 2 点です．そのため，今後，医師が反射性（神経調節性）失神患者から自動車運転の診断書記載を求められる機会が増えると予想されます．

再発性失神患者の自動車運転については日本循環器学会の「失神の診断・治療ガイドライン（2012 年改訂版）」[1)] に記載（表）されていますが，その具体的運用のため日本不整脈学会・植込み型デバイス関連社会問題対策委員会のワーキンググループ[※1)] で，本ガイドライン活用のための運用指針として「失神患者における自動車運転制限のガイドラインとその運用について」[※2)] を作成しました．本稿ではその内容を概説します．

表　失神患者の自動車運転に関する指針（文献1より作成）

診　断	自家用運転手	職業運転手
●反射性（神経調節性）失神		
単発，軽症	制限なし	危険（高速運転等）を伴わない場合は制限なし
再発性，重症	症状がコントロールされるまで禁止	治療の有効性が確認されなければ禁止
●原因不明の失神	重症の器質的心疾患や運転中の失神がなく，安定した前駆症状がある場合には制限なし	診断と適切な治療の有効性が確認されるまで禁止

反射性（神経調節性）失神における自動車運転

1．自家用自動車運転

反射性（神経調節性）失神患者の自家用自動車運転においては単発，軽症の場合は運転制限の必要はありません．再発性（過去5年間で2回以上）失神の場合は症状がコントロールされるまでと記載されていますが，ワーキンググループでは下記の「重症例」の基準を満たさない場合には制限する必要はないと判断しました．重症例においては「失神の診断・治療ガイドライン（2012年改訂版）」[1]に基づいた適切な治療を行い，その効果を判断したうえで担当医が個別に判断します．なお，「重症例」は下記の①または②の場合を指します．

①自動車運転中に失神の既往がある場合．

②座位での失神の既往があり，失神前に安定した前駆症状（前兆）を認めない場合．

RH (Risk of Harm) ＝TD × V × SCI × Ac

TD：患者の1年間における運転時間の割合（the proportion of Time of Driving）を表し，自家用運転手では年間16,000km（1日平均1時間弱）運転すると計算して0.04，職業運転手では年間138,000km（1日平均6時間）運転すると計算して0.25とする．1日平均1時間あたりのTDは0.042（10,000kmあたりのTDは0.018～0.025）となる．

V：運転する車両のタイプ（the type of Vehicle driven）を表し，大型トラックの職業運転手を1.0とし，普通車の自家用運転手を0.28とする．

SCI：突然に運転不能になる1年間の確率（the annual probability of Sudden Cardiac Incapacitation）を表し，1%（0.01）を基準とする．この値はカナダにおいて，合併症のない急性心筋梗塞患者が3カ月以上経過して職業運転手として大型トラックを運転する際のSCIから算出されている．その際のSCIは1%程度とされるが，失神患者においても運転中の突然死や脳卒中，失神などを考慮して同等の1%とされている．

Ac：SCIにより受傷または事故を起こす1年間の確率（the probability of injury or Accident after SCI）を表し，2%（0.02）を基準とする．

一般的な職業運転手での受傷のリスク（RH）
RH＝0.25（TD）×1（V）×0.01（SCI）×0.02（Ac）＝0.00005（0.005%）
この値が**社会的に受け入れ可能なRHを年0.005%**とする根拠

図　運転中の失神患者による受傷リスクの計算式（文献3より改変）

2. 職業自動車運転

職業自動車運転であっても，単発で軽症の場合は原則として運転制限なしですが，高速運転などの危険を伴わない場合とされています．

再発性（過去5年間で2回以上）や上記の「重症例」では受傷のリスク（risk of harm：RH）が高いことから，原則運転禁止です．その根拠となるRHの計算式を図に示します．これはCanadian Cardiovascular Societyのコンセンサス会議で提唱されたもので，RHを年間の運転時間，車両の大きさ，突然に運転不能となる確率／年，事故の発生率／年の積から求めています[3]．この計算式において，失神再発率を年14.1%[4]としてカナダの基準[3]を用いて計算すると，職業運転手（1 日平均 6 時間運転）の RH が普通車の場合 0.02%，大型車の場合 0.071%となり，それぞれ基準値（0.005%：図）の 4 倍，14 倍となり，社会的に受け入れは困難と思われます．

一方，ヨーロッパの基準（職業運転手を年間 720 時間以上運転と定義）[5)] では，普通車の場合 0.0065%，大型車の場合 0.023%とかなりハードルは下がります．すなわち，計算式から車両の変更や，年間の運転時間（走行距離）短縮により RH を減少させることが可能ですし，治療の有効性が確認されれば主治医の判断で運転可能です．しかし，職業運転手では社会的要因が加味されますので，科学的エビデンスのない現状では，個々の症例において主治医と雇用主である企業および産業医が十分相談のうえ，慎重に対処すべき問題です．

運転制限を守らない再発性の反射性（神経調節性）失神患者では公安委員会への通報も考慮する

上記の重症例で適切な治療を行っても失神を繰り返し，担当医が運転すべきでないと判断した場合，自動車運転を控える旨の医師の指示に従わないときには公安委員会へ通報できる制度として，「道路交通法に基づく一定の症状を呈する病気等にある者を診断した医師から公安委員会への任意の届出ガイドライン」[※3)] が発足しました．これはあくまで任意の通報制度であり，医師の義務ではありません．通報用紙は日本医師会のホームページよりダウンロード可能です．

〈参考情報〉

※ 1） 失神患者の自動車運転に関するワーキング・グループ：住吉正孝，小林洋一，西崎光弘，丹野郁，水牧功一，高瀬凡平，河野律子，安部治彦．

※ 2） 失神患者における自動車運転制限のガイドラインとその運用について．日本不整脈心電学会．http://jhrs.or.jp/pdf/com_device201303_01.pdf（2015 年 12 月閲覧）．

※ 3） 道路交通法に基づく一定の症状を呈する病気等にある者を診断した医師から公安委員会への任意の届出ガイドライン．日本医師会．http://jhrs.or.jp/pdf/com_device201409_01.pdf（2015 年 12 月閲覧）．

〈参考文献〉

1) 循環器病の診断と治療に関するガイドライン（2011 年度合同研究班報告）．失神の診断・治療ガイドライン（2012 年改訂版）．日本循環器学会・日本救急医学会・日本小児循環器学会・日本心臓病学会・日本心電学会・日本不整脈学会．http://www.j-circ.or.jp/guideline/pdf/JCS2012_inoue_h.pdf（2015 年 12 月閲覧）．

2) Task Force for the Diagnosis and Management of Syncope. Guidelines for the diagnosis and management of syncope (version 2009). European Society of Cardiology, European Heart Rhythm Association, Heart Failure Association, Heart Rhythm Society. Eur Heart J. 30, 2009, 2631-71.

3) Simpson C, et al. Assessment of the cardiac patient for fitness to drive : drive subgroup executive summary. Can J Cardiol. 20, 2004, 1314-20.

4) Sorajja D, et al. Syncope while driving: clinical characteristics, causes, and prognosis. Circulation. 120, 2009, 928-34.

5) Task force members. Vijgen J, et al. Consensus statement of the European Heart Rhythm Association : updated recommendations for driving by patients with implantable cardioverter defibrillations. Europace. 11, 2009, 1097-107.

コラム 09 河野律子

なぜ「てんかん」と見分けが難しいか?

けいれんがないてんかん発作との鑑別

失神発作は, 全般性脳血流の一過性還流低下 (global cerebral hypoperfusion) により発生し, その結果, 全身の筋肉が弛緩し, 体位が保持できなくなります. 一方, てんかん発作は, 脳の電気的異常興奮により筋肉の硬直やけいれんを生じますが, 全般性脳血流低下はきたさないため, 一過性の意識消失発作はきたすものの体位の保持は可能である, と一般的に認識されています. しかし, てんかんで最も頻度が多いとされる側頭葉てんかんは複雑部分発作であり, 発作中にけいれんや筋硬直を伴わず, 上腹部不快感や吐き気などの前兆を伴い, 発作中の自動症や発作後の記憶の混乱やもうろう状態, 意識減損などが認められるという特徴をもちます.

多くのてんかん患者では発作中は洞性頻脈 (ictal tachycardia) をきたしますが, 頻度は少ないものの, てんかん患者の0.27%に, ictal bradycardia/asystole を合併することがあり, 特に側頭葉てんかんでの発症が多いと報告されています[1]. この ictal bradycardia/asystole は, 血管迷走神経性失神時の脈拍変動と極めて類似した脈拍変動をすることが知られています. すなわち, 徐脈発症前に一過性の心拍数上昇 (洞性頻脈が多い) とそれに引き続く洞性徐脈・洞停止をきたし, 長い心停止を認めます.

このように，側頭葉てんかんでは，前兆，心拍数の変化や病歴のみでは血管迷走神経性失神との鑑別が紛らわしいため注意が必要で，誤診の原因となっていることが報告されています[1)]．問診からてんかんを疑う場合には，脳波検査が有用となりますが，てんかん発作間歇期であっても，1 回の脳波検査によって約 5 ～ 7 割に棘波が認められ，複数回の施行で検出率は高くなるといわれています．

一方，てんかん患者を対象にして植込み型ループ式心電計（implantable loop recorder：ILR）を使用したところ，12.6% に徐脈性不整脈を認めたとの報告[2)] もあることから，てんかん患者で意識消失発作を繰り返す症例では，ILR でのモニタリングを検討するのも有用かもしれません．

高齢者のてんかん発作

高齢者では，脳卒中や心筋梗塞などさまざまな合併症を併せもつことも少なくありません．また，脳卒中後にみられるけいれん発作の発現率は 3.3 ～ 13%と報告されています[3)]．1,897 人の脳卒中患者を対象にした長期経過観察研究の結果では，脳出血患者の 10.6%，脳梗塞患者の 8.6%にてんかん発作を認めたとの報告[4)] があります．過去には，ILR による高振幅の連続的な筋電位記録によって全身性強直性間代性発作と診断がついたとの症例報告[5)] があり，それらの症例では，意識消失発作に伴いけいれん発作が確認されています．しかし，高齢者では視覚的に典型的なけいれん発作や強直が確認されない場合もあり，より注意が必要となります．

また，高齢者の意識消失発作の場合には，本人のみならず周囲にいた目撃者から聴取する必要性は高くなりますが，聴取された話は要領を得ないことも多く，鑑別はより複雑となります．失神とてんかんの鑑別が必要な視点を忘れずに診療を行わなければなりません．

〈参考文献〉

1) Schuele SU, et al. Ictal asystole : a benign condition? Epilepsia. 49, 2008, 168-71.

2) Petkar S, et al. Prolonged implantable electrocardiographic monitoring indicates a high rate of misdiagnosis of epilepsy — REVISE study. Europace. 14, 2012, 1653-60.

3) Slapø GD, et al. Poststroke epilepsy : occurrence, predictors and treatment. Expert Rev Neurother. 6, 2006, 1801-9.

4) Bladin CF, et al. Seizures after stroke : a prospective multicenter study. Arch Neurol. 57, 2000, 1617-22.

5) Kohno R, et al. Subclinical tonic-clonic epileptic seizure detected by an implantable loop recorder. Int Heart J. 54, 2013, 289-91.

コラム 10 住吉正孝

採血で失神が起こる?

失神発作のほとんどが迷走神経反射によるもの

採血や献血時に失神発作が起こることはよく知られており，そのほとんどは反射性失神が原因です．その機序は採血に対する不安や恐れによる緊張感や採血時の痛みなどにより発症する迷走神経反射によるものです．〈コラム01〉でもお話しした生体の防御反応（defense mechanism）の発現ともいえるかもしれません．

採血による血管迷走神経反応（vasovagal reaction：VVR）は軽症例と重症例に分類され，重症例では血圧，脈拍数，呼吸数の低下や意識消失に加え，けいれん，尿および便失禁を伴う場合とされています[1]．VVR の発生頻度は一般献血者を対象とした日本赤十字社の統計によると，軽症 0.76%（男性 0.61%，女性 1.0%），重症 0.027%（男性 0.021%，女性 0.036%）です[1]．海外の報告[2]では献血時の VVR が 2 ～ 5%とやや多いですが，失神例では 0.1 ～ 0.3%とわが国と大差はないと思われます．

VVR の発症は採血開始 5 分以内が多いとされますが，採血前にも心理的な不安や緊張によって起こります．症状は個人差があり，反射性失神の既往がある患者では採血や献血時の失神頻度が高いことが知られています．われわれが行った反射性失神の既往のある患者 367 例からのアンケート調査[3]では，採血時の失神を 15.5%の患者が経験していました．また，head-up tilt 検査で陽性であった患者では，採血時に 11%が失神したことがあるとの報告[4] もあります．すなわち，反射性失神の既往のある患者では採血による失神が10倍以上起こりやすく，いわば採血時のハイリスク症例です．また，他の反射性失神と同様，採血室の温度や環境，採血者の緊張度や体調によっても左右されます．

採血・献血時における失神のハイリスク症例

「失神の診断・治療ガイドライン（2012年改訂版）」[1] では採血・献血時のハイリスク症例として①初回例，②前回の献血から間隔があいた場合，③若年，④失神の既往，⑤強い不安感や緊張感（採血時の合併症経験），⑥強い空腹，食べすぎ，強い疲労感，睡眠不足，⑦体重・血圧などが採血基準の最低・最高値（特に女性），⑧献血後に身体負荷の予定（急ぎの移動，重労働，激しいスポーツなど），⑨衣類などにより体を強く締め付けた状態，⑩水分摂取不足，が挙げられています．

上記に該当する症例の採血・献血時には失神を起こす可能性を念頭に置き，採血前には緊張を和らげるように声をかけ，採血中も患者の状況を注意深く観察し，失神の前駆症状（気分不快，顔面蒼白，あくび，冷汗，など）が出現した場合には，衣服を緩めて臥位にさせるなど，すみやかな対応を行う必要があります．特に反射性失神の既往を聴取することは採血時の失神を予防するために重要と思われ，採血・献血時に失神した既往のある症例では，あらかじめ臥位での採血をお勧めします．

〈参考文献〉

1) 循環器病の診断と治療に関するガイドライン（2011年度合同研究班報告）．失神の診断・治療ガイドライン（2012年改訂版）．日本循環器学会・日本救急医学会・日本小児循環器学会・日本心臓病学会・日本心電学会・日本不整脈学会．http://www.j-circ.or.jp/guideline/pdf/JCS2012_inoue_h.pdf（2015年12月閲覧）．

2) Newman BH. Donor reactions and injurys from whole blood donation. Transfus Med Rev. 11, 1977, 64-75.

3) 住吉正孝ほか．神経調節性失神患者のアンケートによる予後調査：その特徴と失神の再発および就労への影響．厚生労働省科学研究費補助金・労働安全衛生総合研究事業，平成18年度研究報告書．2007，21-33.

4) Graham LA, et al. Clinical characteristics of patients with vasovagal reactions presenting as unexplained syncope. Europace. 3, 2001, 141-6.

コラム 11 安部治彦

心因性失神の見分け方

失神時に開眼していたか 閉眼していたかをまず確認する

心因性失神では，意識消失をきたす明らかな血行動態の異常（血圧低下や徐脈など）はなく，基礎心疾患や心機能低下も認めません．主に精神的・心因的要因で発症しますが，失神やてんかん発作と異なり，意識消失により顔面や頭部に外傷を負って来院することは非常に少ないのも特徴といえます．

失神時の目撃情報があれば，目撃者に患者の意識消失時の様子を聞くとよいでしょう．患者が意識消失時に開眼していたか，あるいは閉眼していたかをまず確認してください．失神やてんかん発作の場合には，意識消失時に開眼し，白目をむいていることが多いのです．

一方，心因性（ヒステリーなど）の場合には，意識消失時に閉眼していることが多いので，これは大きな臨床的鑑別点となります．また，心因性の場合，発作はまわりに人がいる環境下で発生することが多く，患者一人の場合にはほとんど発生しない点も鑑別の参考になります．失神やてんかん発作の場合はまわりに人がいるかいなかはほとんど関係がありません．これらは鑑別のポイントになりますので，問診でぜひ確認しておいてください．

◎ 鑑別には外傷発生の有無を確認することも有効

意識消失による外傷発生に関しても確認します．血圧低下や徐脈・心停止が原因となって意識消失（失神）が発生した場合には，全般性脳虚血によってもたらされる全身筋肉の弛緩により体位（姿勢）の保持が不可能になり，転倒します．通常，意識下あるいは一般的な転倒時には，生体防御反応として転倒による顔面や頭部外傷を避けるため，上肢の防御反応が無意識に働き顔面や頭部外傷から守ろうとします．その結果，転倒による外傷で来院した際には上肢に打撲や外傷を負っていることが多いのです．しかし，失神発作による外傷の場合には，上肢の筋肉も弛緩しているため上肢による無意識の防御機転がはたらかず，直接顔面や頭部の外傷をきたすことが多く，上肢の打撲や外傷はむしろ稀とされています．

心因性の場合には，外傷をきたすこと自体が少ないのですが，転倒時には上肢の防御反応が働いており，外傷を負ったとしても一般の転倒時とあまり変わりがないとされています．

てんかん発作と症状が類似し，鑑別として非常に紛らわしいものに，心因性非てんかん発作（psycogenic non-epileptic seizure：PNES）といわれるものがあります．てんかん疑い患者の 1 ～ 2 割を占めるとされ，発症頻度は少なくはありません．発作時に，首の規則的・反復的な左右への横振り運動といったけいれん様運動などがみられ，発作時には閉眼していることが多く，人前で発症しやすく，情動的負荷と関連して発作が起こるとされています．原因の多くはストレスと考えられていますが，一人のときの発作は稀と考えられています．

コラム 12 河野律子

予防のために患者に伝えたいこと

血管迷走神経性失神の予防について

血管迷走神経性失神と診断されれば，生命予後は良好であることを含めて，失神の誘因や病態生理学的機序を患者のわかる範囲で詳しく説明します．また，不規則な生活や睡眠不足，過労や精神的・肉体的ストレスなどが失神発生の誘因となっていることを伝え，患者自身の生活環境や社会環境，ストレスを認識させることは重要です．脱水，長時間の立位，飲酒，塩分制限，睡眠不足など，具体的な例を挙げて原因の除去を促し，生活改善を勧め，それに加えて循環血液量の増加に努めるように教育を兼ねて伝えます．特に，脱水が誘因と考えられる患者も多く見受けられます．水分の補給，特にスポーツ飲料による水分補給を勧めてください．

本症の原因と発症機序，原因除去について詳しく説明するのみでも，患者は安心し，失神の再発が軽減することはたびたび見受けられます．これに加えて，前兆を有する患者では，失神回避法（physical counterpressure maneuvers）を伝えることで，さらに患者の安心は強まる傾向にあります．失神発作の既往が何度もある患者では，これらの失神回避ができる体位を無意識で経験している患者も少なからず存在するため，失神を軽減できることを自ら体得している場合もあります．

起立性低血圧予防について

起立性低血圧患者では，生命予後についてはその原因疾患に依存しますが，急性に増悪するものばかりではありません．そのため，失神患者の全般に共通することですが，失神や失神前駆症状をきたす疾患では，QOLの低下が大きな問題となります．基礎疾患のない若年者や高齢者に発生する起立性低血圧の予防については，血管迷走性失神と同様に自律神経を介する疾患であるため，不眠や疲労などの日常生活や社会生活などの種々の精神的・肉体的ストレスが発症に深く関与しており，治療は原因除去と同時に，これらの発症要因やストレスを避けるように促す生活指導がまず基本となります．また，高齢者の場合，降圧薬や利尿薬などによって発症していることも少なくないため，必ず内服薬のチェックと内服薬の変更が最近なされていないか，などもチェックする必要があります．

必ず行うべきことは，急激な立位や座位への体位変換は避けるように指導することです．特に，夜間の排尿・排便時，朝起床時（午前中），食後，運動後にしばしば悪化するため注意するように伝えます．失神時の外傷は避けるべきであり，気分不良時は座り込み，安全な場所に移動するように伝えます．また，高齢者では，日中でも臥床時間が長い場合があります．これは，起立性低血圧の増悪につながるため，日中は，立位，座位をとり，下肢の筋力低下を招かないように歩行訓練などを促してください．弾性ストッキングの着用や上半身を高く保持した姿勢での睡眠（「失神の診断・治療ガイドライン（2012年改訂版）」[1] ではクラスⅡa，「Guidelines for the diagnosis and management of syncope（version 2009）」[2] ではクラスⅡb も有効とされています．

〈参考文献〉

1） 循環器病の診断と治療に関するガイドライン（2011年度合同研究班報告）．失神の診断・治療ガイドライン（2012年改訂版）．日本循環器学会・日本救急医学会・日本小児循環器学会・日本心臓病学会・日本心電学会・日本不整脈学会．http://www.j-circ.or.jp/guideline/pdf/JCS2012_inoue_h.pdf（2015年12月閲覧）．

2） Guidelines for the diagnosis and management of syncope (version 2009). European Society of Cardiology, European Heart Rhythm Association, Heart Failure Association, Heart Rhythm Society. Eur Heart J. 30, 2009, 2631-71.

第4章

失神の診断に有用な検査法

症例 18 河野律子

ILRで診断された持続性心室頻拍の症例

症例

年齢・性別：65 歳，女性.

現病歴：8 カ月ほど前から 3 回の失神発作を認めている．失神発作は，いずれも労作時に出現しており，気がついたら倒れており，意識はすみやかに回復した. 胸がむかむかして, 頭がじんじんするという前兆を認めていた. そのため，近医総合病院の脳神経外科を受診し，てんかん発作が疑われるとのことで，当院の神経内科に精査目的で紹介受診となった.

理学的所見：脳波検査では異常を認めず，失神発作も疑われて循環器内科での精査を行うこととなった．心エコーでは器質的異常は認められず，12 誘導心電図では，右室流出路起源と考えられる単発の心室性期外収縮を認めるのみであった（図 1)．ホルター心電図が施行されたが，失神の原因となるような徐脈や頻脈を認めず，心室性期外収縮は二段脈をたびたび認めるものの総心拍数の 2.9%程度にとどまっていた.

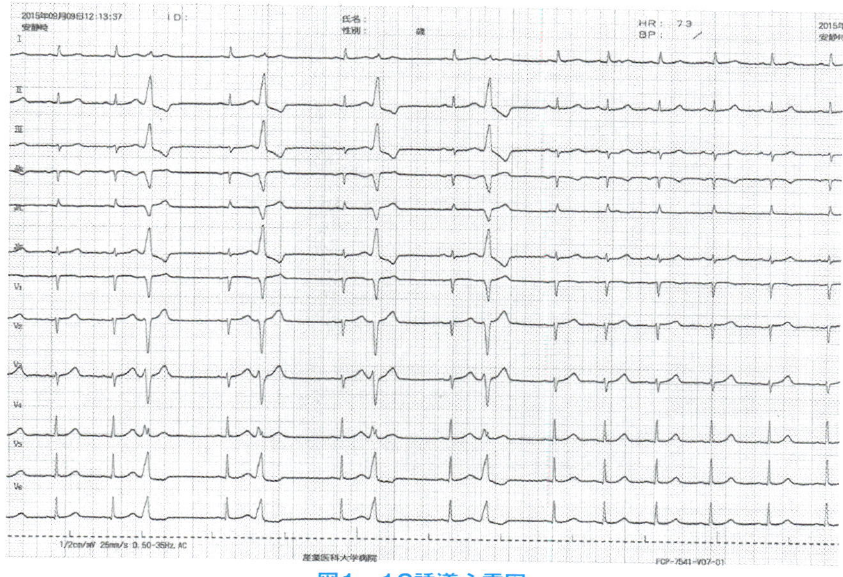

図1　12誘導心電図

診断・治療・経過

最終失神から3カ月が経過し，最近になり気分不良と失神前駆症状が増えてきており，外来で植込み型ループ式心電計（implantable loop recorder：ILR）の植込みを行い経過をみることとしました．ILR植込み手術中もモニター管理を行いましたが，心室性期外収縮の三段脈が認められる程度でした．

しかし，ILR植込み3日目に気分不良と眼前暗黒感が出現し，立位維持も困難となる症状が出現しました．翌日，外来受診され，ILRの記録を確認したところ，いずれも自然停止していましたが，心拍数（HR）270bpm程度の持続性心室頻拍が複数回認められました（図2, 3）．この心室頻拍は，右室流出路起源の心室性期外収縮を契機に起こっており，同部位に対してカテー

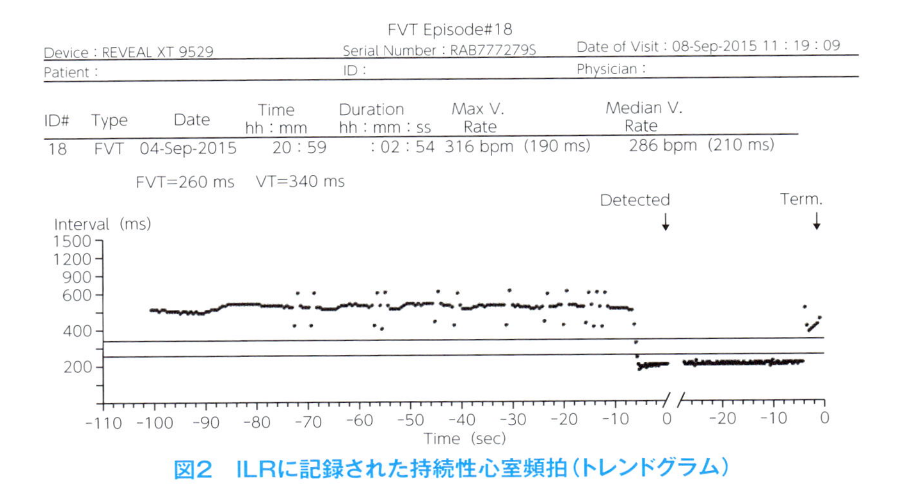

図2　ILRに記録された持続性心室頻拍（トレンドグラム）

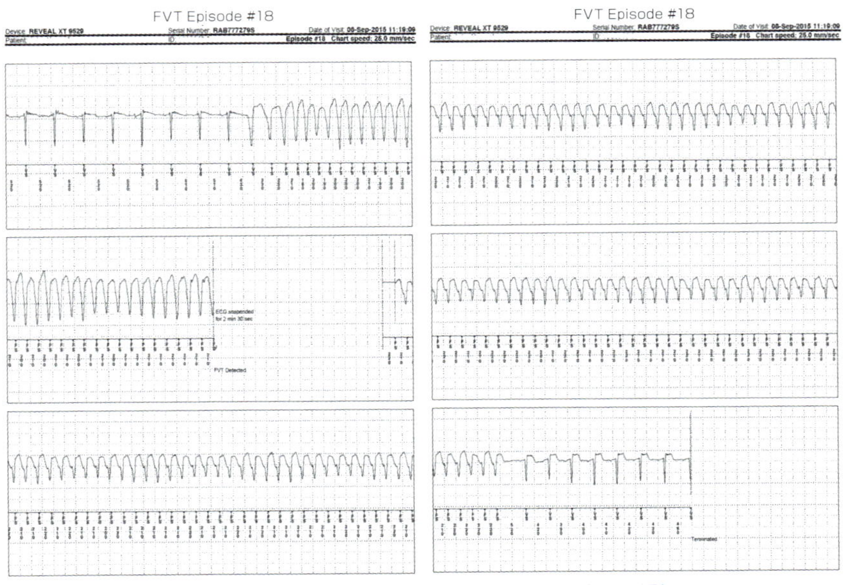

図3　ILRに記録された持続性心室頻拍（実記録）

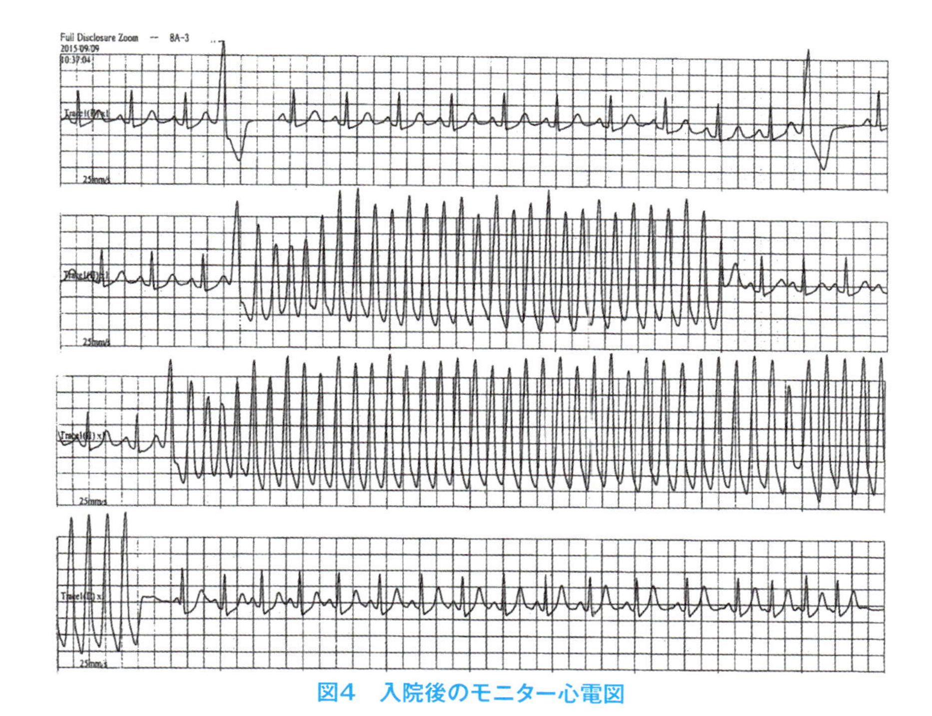

図4　入院後のモニター心電図

テルアブレーションを施行しました．その後，入院中のモニター心電図では，心室性期外収縮は消失し，持続性心室頻拍も生じなくなりました（図4）．

▶症例のポイント

①失神発作であるが，患者は脳神経内科を受診することが多い．

②意識消失発作では，明らかな胸部症状や検査に異常所見（器質的心疾患や心電図異常）がない場合には，しばしば「てんかん」と誤診されることがある．

③発作の頻度が少ない，あるいは不定期の場合は，ILR が有効である．

症例 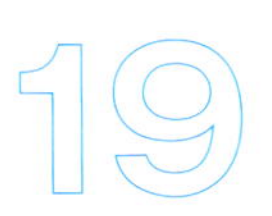 河野律子

ILRで診断された徐脈頻脈症候群の症例

症例

年齢・性別：66歳，男性.

主訴：意識消失発作.

既往歴：25歳時より慢性腎不全による血液透析，45歳時より慢性C型肝炎，48歳時に冠動脈バイパス術を受けていた.

現病歴：1カ月前に，サウナに入った帰りに車を運転していて意識がなくなり，道路脇の縁石に車が当たったショックで意識が戻った．また2週間前に，サウナから出たときに意識を失った．過去に失神発作を認めたことはなく，今回認めた2回の意識消失発作は，血液透析日ではない日に，胸部症状などの前兆はなく出現した.

理学的所見：来院時の身体所見と検査所見は，血圧106/52mmHg，脈拍(PR) 45bpm, 起立性低血圧（−）, 12誘導心電図は洞性徐脈であり（図1）, 心エコーでは下壁の基部か中部で壁運動低下を認め, LVEF=45%であった.

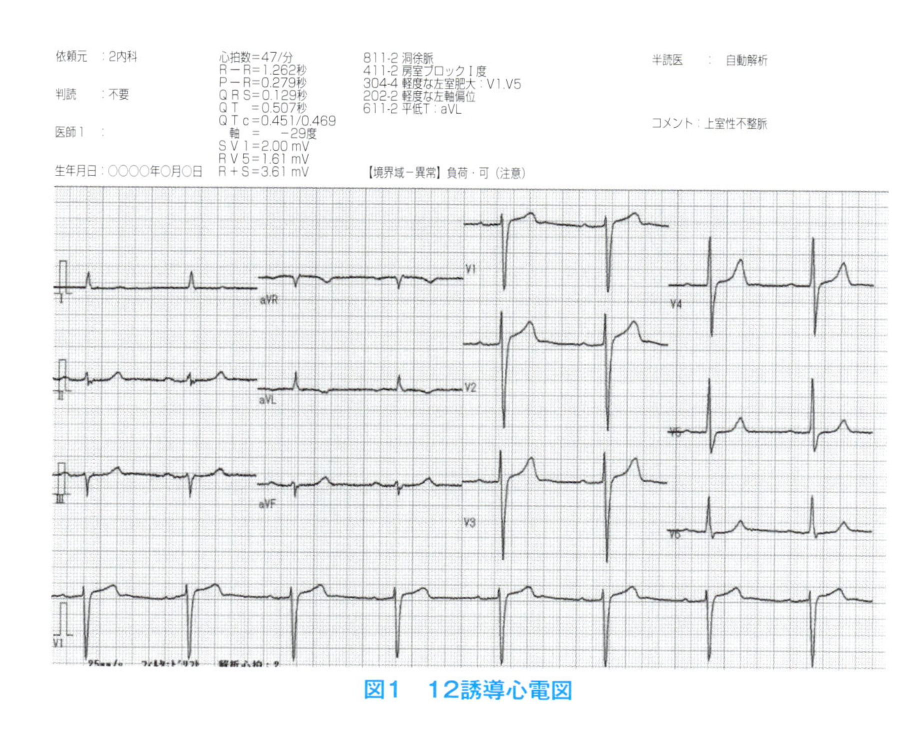

図1　12誘導心電図

診断・治療・経過

本症例は，血液透析患者であり，2回の失神発作がサウナから出た後であることから，心原性失神以外の原因も考えられました．一方で，虚血性心疾患による心機能の低下もあり，心原性失神の精査を進めることが優先されました．胸部症状は認められず，心電図や心エコー所見で変化はなく，ホルター心電図でも失神の原因となるような異常所見は認められませんでした．そのため，植込み型ループ式心電計（implantable loop recorder：ILR）を使用して経過をみることになりました．

ILR植込み後は，失神発作なく経過しており，ILR植込みから3カ月目の定

Device：REVEAL XT 9529　　Asystole Episode #46
Serial Number：RAB733707S　　Date of Visit：03-Apr-2014 11：35：10

Patient：　　ID：　　Physician：

ID#	Type	Date	Time hh：mm	Duration hh：mm：ss	Max V. Rate	Median V. Rate
46	Asystole	16-Fep-2014	22：16	：06		71 bpm (840 ms)

Asystole=3.0 sec

Detected Term.

Interval (ms)
2000
1750
1500
1250
1000
800
600
400
200

-240 -220 -200 -180 -160 -140 -120 -100 -80 -60 -40 -20 0
Time (sec)

図2　植込み型ループ式心電計による記録（トレンドグラム）

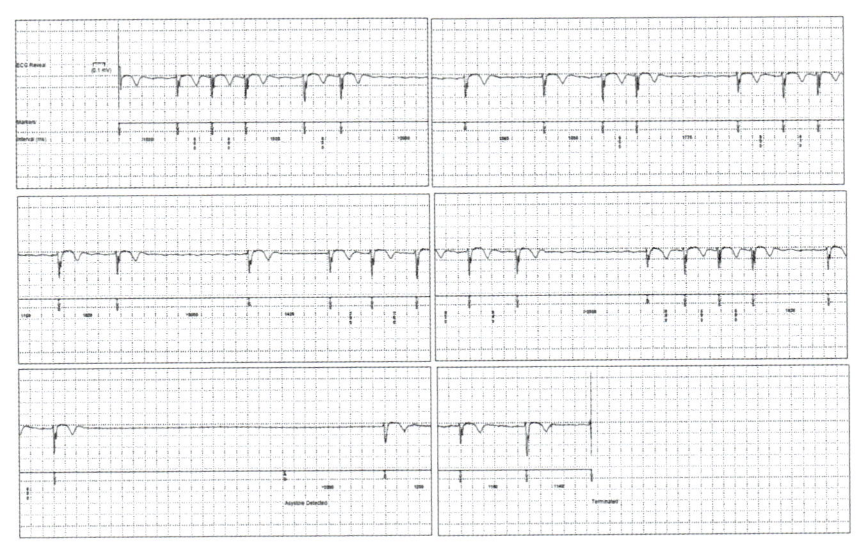

図3　植込み型ループ式心電計による記録（実記録）

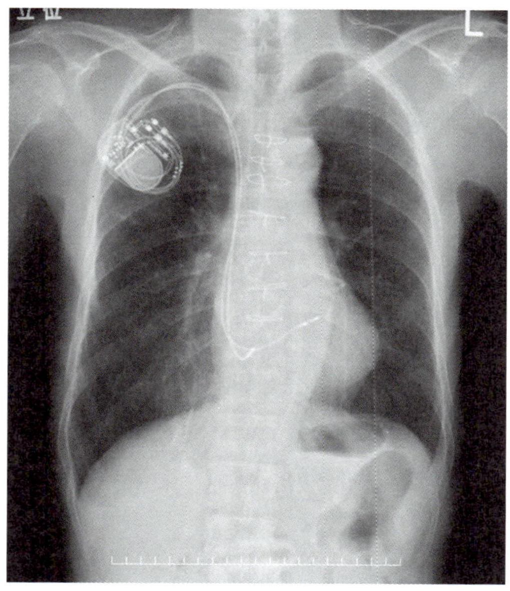

図4　ペースメーカ植込み後の胸部X線写真

期外来に来院されました．ILRに保存された自動記録によって，ILR植込みから2カ月目に発作性心房細動の停止後に約6秒間の心停止を認めていることがわかりました（図2，3）．このイベントの記録時には，胸部症状，失神発作はともに認められませんでした．しかし，ILRに記録された徐脈頻脈症候群が失神の原因であると判断し，ペースメーカ植込みを行いました（図4）．以後，失神発作は認めずに経過しています．

▶症例のポイント

①既往歴が多く，心原性失神以外の原因も鑑別に挙げる必要があった．
②心原性失神のハイリスク所見をもつ患者にILRを利用した．
③無症候性イベントをILRの自動記録で捉えることができた．

症例 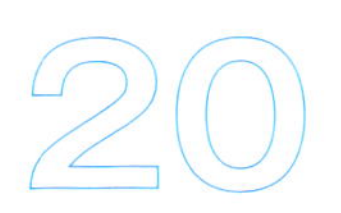 河野律子

体位性起立頻脈症候群の症例

症例

年齢・性別：18 歳，女性.

主訴：前失神症状のため当院へ救急搬送された.

現病歴：日中は，歯科衛生士専門学校へ通学し，夕方より付近の飲食店でアルバイトをしていた．23 時頃に，アルバイト中に皿洗いをしていると，気が遠くなるような症状が出現し，顔面蒼白となっていたため，同僚が救急車を要請し 24 時に救急外来へ搬送された.

救急車内のモニター心電図や救急外来でのモニター心電図では洞調律であった．来院時の血液ガス，血算，血液生化学検査，12 誘導心電図，頭部 CT 検査では異常は認められなかった.

既往歴・生活歴：小学校 3 年生から高校 3 年生の 6 月まで，バスケットボールチームに所属していた．高校生になってから運動時に急激な倦怠感を感じるようになり，過換気を伴う意識消失発作を 2 度ほど認めたが，運動を継続することはできていた.

3 カ月前より，立位時に頻繁に気分不良やふらつき，眼前暗黒感を感じるようになっており，その度に休憩室で臥床したり，トイレに座り込んで気分が改善するのを待つことを繰り返していた．以上のような経過があるため，救急部より循環器内科へ紹介受診となった.

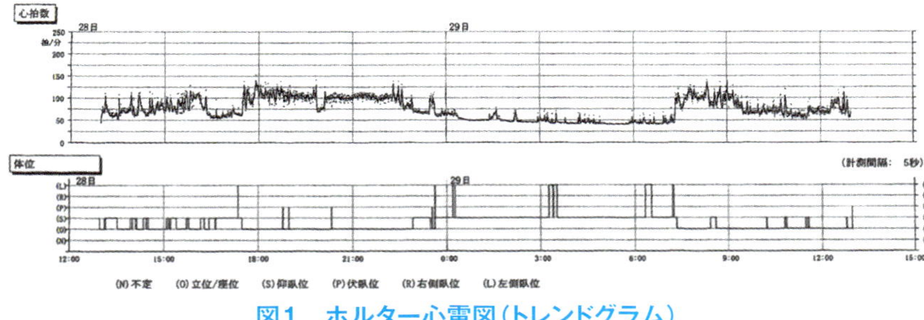

図1　ホルター心電図（トレンドグラム）

理学的所見：母親に付き添われ，循環器内科を受診となった．受診時の身体所見は，身長 169.0cm，体重 56.9kg，血圧（BP）119/81mmHg，脈拍（PR）65bpm であった．心エコーでも器質的異常は認めず，12 誘導心電図では PR42bpm の洞性徐脈であった．起立性低血圧を疑い，起立負荷試験（orthostatic dysregulation test：OD 負荷試験）を行った．安静時に BP118/73mmHg，PR80bpm で，立位直後から BP104/78mmHg，PR116bpm の洞性頻脈となったものの，能動立位 15 分間は可能であった．

ホルター心電図を施行した結果では，総心拍数 105,658/ 日，平均心拍数（HR）81bpm（最大心拍数 153bpm，最小心拍数 40bpm）であった．しかし，トレンドグラムを確認すると，体動時に急激な心拍数上昇を認めていることがわかった（図 1）．Head-up tilt 検査では，臥床時の血圧と脈拍数は BP115/72mmHg，HR65bpm であったが，立位直後より血圧低下はないものの脈拍数が上昇し，HR120-130bpm の洞性頻脈で経過した．立位 7 分で，気分不良を訴えたため，検査を中止した（図 2）．

以上の結果より，体位性起立頻脈症候群（postural orthostatic tachycardia syndrome：POTS）と診断し，水分（スポーツ飲料など）を十分に摂取するように生活指導を十分行い，β ブロッカーの投与を開始した．

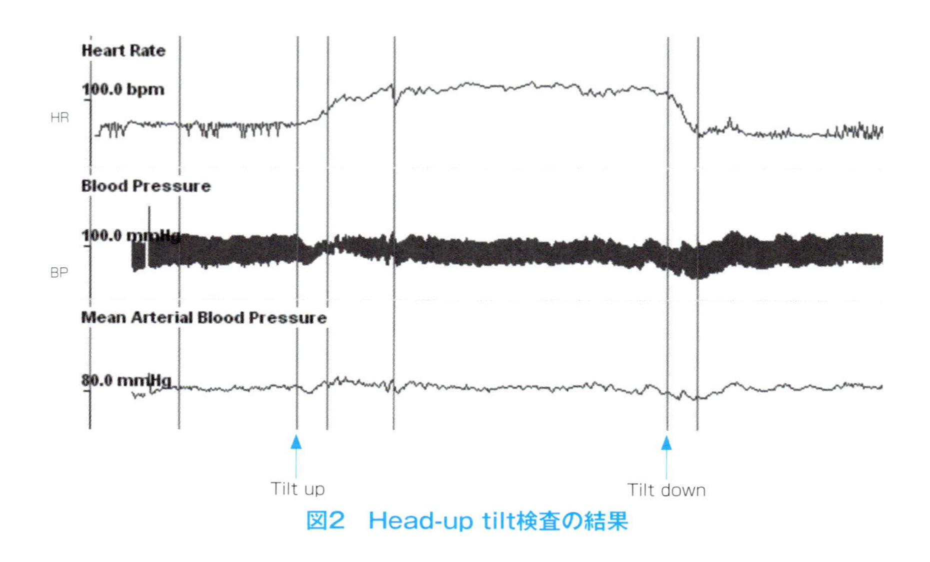

図2　Head-up tilt検査の結果

診断・治療・経過

体位性起立頻脈症候群（POTS）は，日本循環器学会の「失神の診断・治療ガイドライン（2012年改訂版）」[1)] において，表1に示すような診断基準が掲げられています．本症例でも，head-up tilt検査開始の5分以内に血圧低下は認めないものの，臥位に比べ心拍数が30/分以上増加し，HR130bpmとなりました．また，臨床経過と同様な気分不良を認めたためPOTSと診断しました．POTS患者では，失神症状を呈することは比較的少なく，軽度の体動時に易疲労感や眼前暗黒感，動悸や運動耐用能の低下などの症状が一般的です．

治療は，①循環血液量の増加，②過剰な交感神経活動の抑制，③末梢血管（動脈，静脈）の収縮，④β受容体感受性亢進の減弱などを目的とします．そのため，表2に示すような生活指導や薬物療法を行います．POTSの予後は，良好であるものの，起立時の頻回に認められる症状のためQOLや日

表1　POTSの診断基準（文献2より）

(1) 起立またはチルト5分以内に心拍数増加≧30/分
(2) 起立またはチルト5分以内に心拍数≧120/分
(3) 起立不耐症の症状が持続する

【注】上記すべてを満たすものは重症POTS，(2) を満たさないものは軽症POST.

表2　POTSの治療

1．患者指導，増悪因子の除去
　①体重減少，脱水，貧血の是正
　②原因薬剤の中止
　③慢性消耗性疾患，長期臥床，運動不足の是正
2．薬物療法
　①循環血液量の増加
　　(a) 生理食塩水点滴静注（1L/1時間）
　　(b) フルドロコルチゾン
　　(c) デスモプレッシン（dDAVP）
　　(d) エリスロポエチン
　②過剰な交感神経活動の抑制
　　中枢性α2受容体刺激薬：クロニジン，メチルドパ，
　　フェノバルビタール
　③末梢血管（動脈，静脈）の収縮
　　α1受容体刺激薬：ミドドリン，フェニレフリン
　④受容体感受性亢進の減弱
　　β受容体遮断薬：プロプラノロール等
　⑤その他：ピリドスチグミン，オクトレオチド，SSRI，SNRI
3．非薬物療法
　①塩分摂取
　②下肢筋肉トレーニング
　③弾力ストッキング，腹帯
　④セミファウラー位での睡眠

【注】β遮断薬のみ洞頻脈に保険適応があり，他の薬剤はPOTSに対する保険適応は承認されていない.

循環器病の診断と治療に関するガイドライン（2011年度合同研究班報告）．失神の診断・治療ガイドライン（2012年改訂版）．日本循環器学会・日本救急医学会・日本小児循環器学会・日本心臓病学会・日本心電学会・日本不整脈学会．http://www.j-circ.or.jp/guideline/pdf/JCS2012_inoue_h.pdf（2015年12月閲覧）.

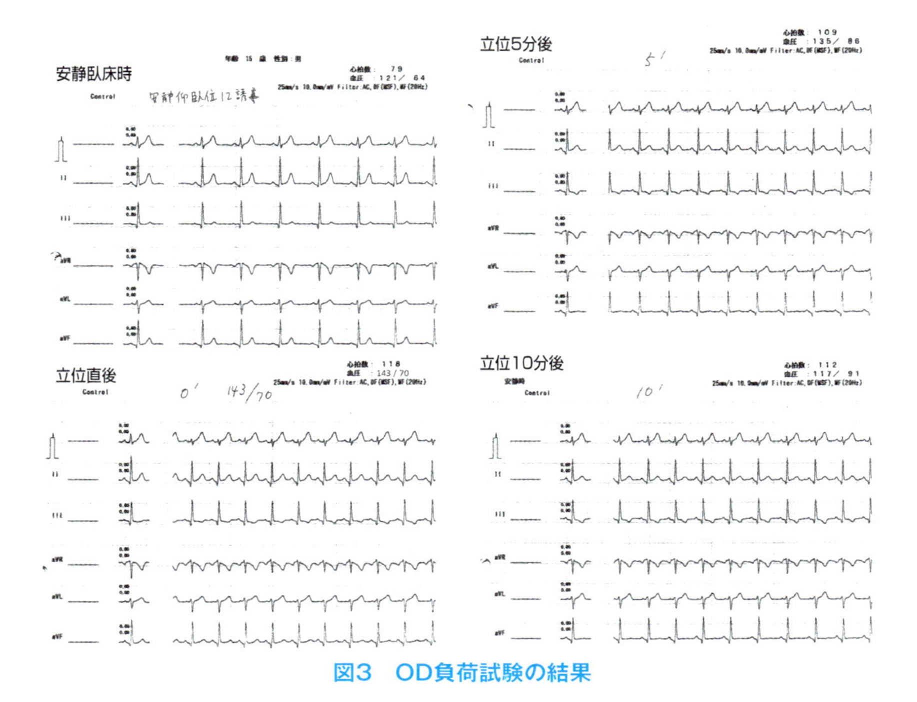

図3　OD負荷試験の結果

常生活動作が著しく制限される場合があります．また，洞性頻脈を呈するものの，発症の起こり方が突然の頻脈であることから，リエントリー性上室性不整脈（洞結節リエントリーや心房内リエントリー）などの発作性上室性頻拍と誤診されることもあるので注意が必要です．

本症に対してのカテーテルアブレーション治療（洞結節のアブレーション）は禁忌です．間違って本症に対してカテーテルアブレーション治療を行うと，深刻な起立性低血圧を発症してしまうことになります．筆者らはPOTSを洞結節リエントリー性頻拍と誤診され，近医で洞結節修飾のカテーテルアブレーション治療を受け，頻脈は改善したものの，その後，深刻な起立性低血圧が発症し，ついには寝たきり状態になってしまった20歳代の女性患者について相談を受けたことがあります．カテーテルアブレーションを施行する医師が本症について十分な知識を有していなかったことがこのような悲惨な結果を招いたと考えています.

図3には，別のPOTS症例でのOD負荷試験の結果を示します．失神発作はないものの，活動時の倦怠感が強く高校への通学が困難となり，退学を余儀なくされた15歳の男子高校生の症例です．体位性起立頻脈症候群と診断し，βブロッカーの投与と生活指導によって症状は軽快し，現在は大学生となっています．このように，POTSは不登校の原因となっていることも指摘されています．

ホルター心電図によって，急激な脈拍上昇やその持続を認めた場合は，体位性起立頻脈症候群が疑われます．外来でも簡単に能動立位で施行できるOD負荷試験やhead-up tilt検査は診断に非常に有用な検査です．

▶症例のポイント

①若年者，特に女性に多い.
②ホルター心電図で，活動時に比較的特徴的で急激な脈拍上昇（洞性頻脈）を認める.
③生命予後は良好であるが，日常生活での制限やQOL低下を伴う.
④生活指導を十分に行う必要がある.
⑤カテーテルアブレーション治療は禁忌である.

〈参考文献〉

1）循環器病の診断と治療に関するガイドライン（2011年度合同研究班報告）．失神の診断・治療ガイドライン（2012年改訂版）．日本循環器学会・日本救急医学会・日本小児循環器学会・日本心臓病学会・日本心電学会・日本不整脈学会．http://www.j-circ.or.jp/guideline/pdf/JCS2012_inoue_h.pdf（2015年12月閲覧）.
2）Low PA, et al. Postural tachycardia syndrome（POTS）. Neurology. 45（Suppl.5）, 1995, S19-25.

コラム 13 河野律子

発作時の心拍トレンドで原因診断は可能か？

心拍トレンドグラムの利用

ホルター心電図や植込み型ループ式心電計（implantable loop recorder：ILR）では，心拍の変動を一目で確認できる“心拍トレンドグラム”があります．このトレンドグラムから一体どんな情報が得られるのでしょうか？　特徴的な心拍変動をきたす疾患であれば，このトレンドグラムは診断への手がかりとなります．

その一つが，迷走神経反射です．血管迷走神経性失神は，①一過性徐脈により失神発作に至る心抑制型（cardioinhibitory type），②一過性の血圧低下により失神発作に至る血管抑制型（vasodepressor type），③徐脈と血圧低下の両者を伴う混合型（mixed type）に分類されます．このなかでも，心拍のトレンドグラムは心抑制型の血管迷走神経性失神の診断の手がかりとなります．

心抑制型血管迷走神経性失神の脈拍変動

反射性失神では，立位の維持により心臓への静脈還流量が減少するため心拍出量が低下し，頸動脈洞や大動脈での高圧系圧受容器反射により交感神経

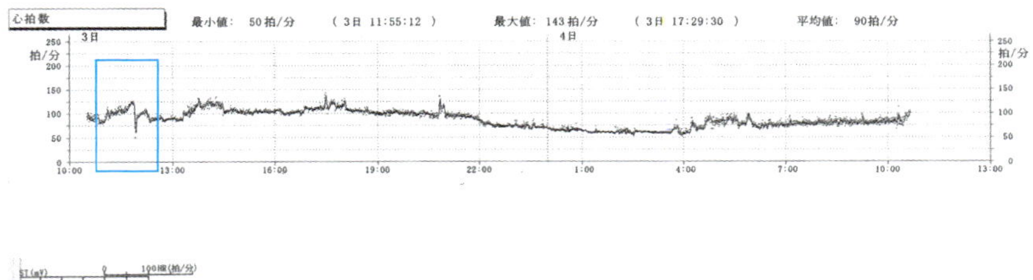

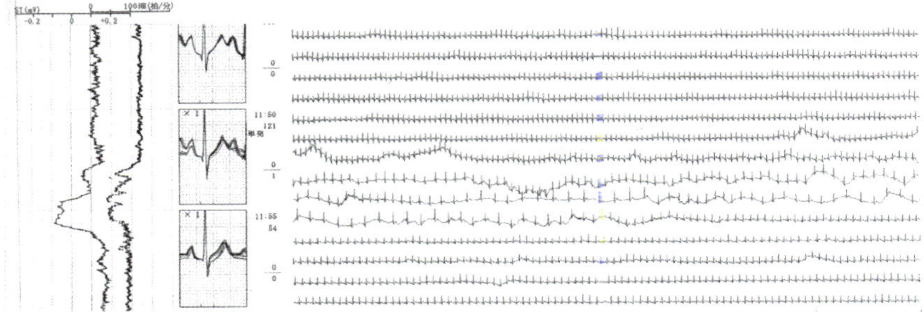

図1　ホルター心電図のトレンドグラム

系緊張と迷走神経系抑制が生じ，立位時の血圧低下を代償するため，心拍数や心収縮力や末梢血管抵抗が増加します．さらに立位姿勢を継続することにより，容積の減少した左室の収縮力増強は左室の機械受容器を刺激し，脳幹部の延髄孤束核からの指令により血管運動中枢が抑制され，迷走神経心臓抑制中枢が興奮して，血管拡張と心拍数減少をきたすのがその発症メカニズムと考えられています．

そのような影響による心拍変動が，図1に示したホルター心電図のトレンドグラムで確認することができます．これは，自動車工場でのライン作業中に失神発作を起こす30代の男性に取り付けられたホルター心電図の結果です．心拍数（HR）120bpm程度の洞性頻脈がしばらく継続した後に，徐々に徐脈に至っています．その時間に一致して症状記録の「めまい」にチェックが入っていることがわかります（図2）．同時刻の拡大された心電図記録では，洞性頻脈の後に，洞性徐脈となり，洞停止となり心室補充調律で経過

病　　名：

記録中の使用薬剤　：

誘導名：NASA　CM5 CC5

時刻	行動												症状					メモ
	服薬	トイレ	バス・電車	歩行	運動	休憩	階段昇降	食事	飲酒	起床就寝	仕事	運転	胸痛	動悸	息切れ	めまい	倦怠感	
午後 3時30分	（記入例）				✓								✓		✓			荷物運搬
午前 11時15分											✓							
午後 12時00分																✓		
午後 1時30分		✓																
午後 1時40分				✓														
午後 1時49分												✓						
午後 5時30分								✓										
午後 6時00分	✓																	胃腸薬
午後 8時55分		✓																
午後 9時00分	✓																	バッファリン
午後 9時10分										✓								
午前 4時15分										✓								
午前 4時40分								✓										
午前 5時10分	✓																	胃腸薬
午前 5時10分		✓																
午前 5時40分												✓						
午前 5時53分				✓														
午前 6時40分											✓							
午前 8時30分						✓												
午前 8時40分											✓							
午前 10時30分						✓												
午前 10時35分								✓										
午前午後 時 分																		
午前午後 時 分																		
午前午後 時 分																		

図2　患者の症状記録

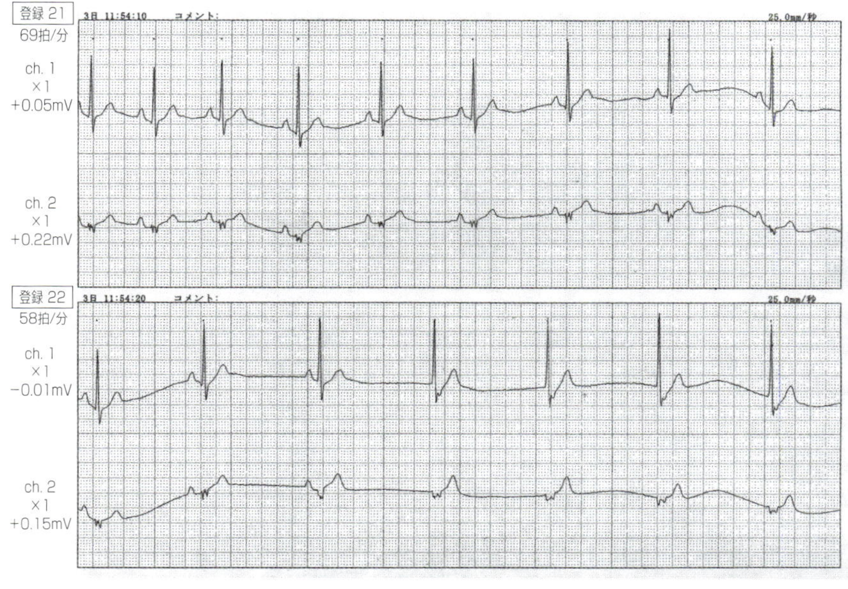

図3　症状出現時の拡大記録

していました（図 3）.

この症例では，ホルター心電図の装着中に発作が発生し，発作前後を含めた心拍変動が確認されて，それに症状が伴うことから，失神の原因診断を得ることができました．“心拍トレンドグラム”は，診断への手がかりとして役に立つものですが，それのみで診断を確定する必要はなく，その他の情報も十分に取り入れていくことが確定診断への近道となります．

コラム 14 河野律子

ILRの植込みはいつ行う？合併症は？

植込み型ループ式心電計について

心原性失神が疑われる症例に対して，植込み型ループ式心電計（implantable loop recorder：ILR）は有効な診断ツールとなります．日本では，2009年10月より原因不明の再発性失神患者に使用可能となりました（図）．

わが国でのILRの保険適応基準は，「短期間に失神発作を繰り返し，その原因として不整脈が強く疑われる患者で，心エコー検査および心臓電気生理学的検査（心電図およびホルター心電図を含む）などにより，その原因が特定できない患者に対する原因究明の目的」となっています．

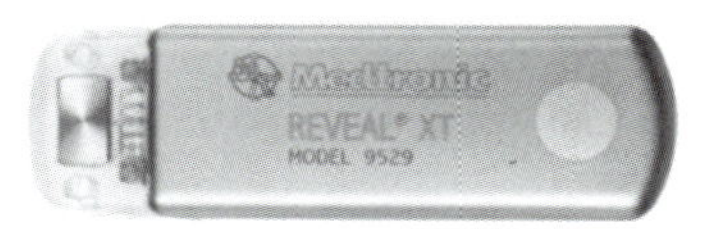

Medtronic REVEAL® XT
（Medtronic®）

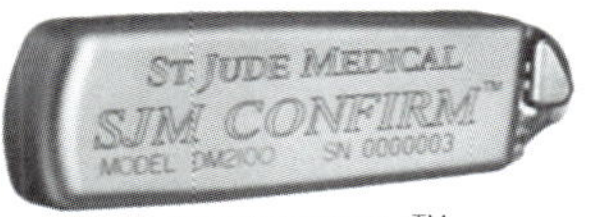

SJM CONFIRM™
（St. Jude Medical®）

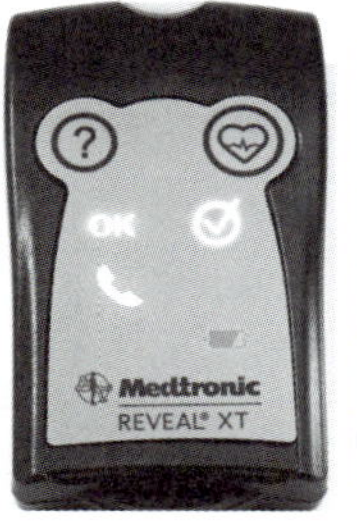

容積	9mL
質量	15g
縦	62mm
幅	19mm
厚さ	8mm
電池寿命	3 年

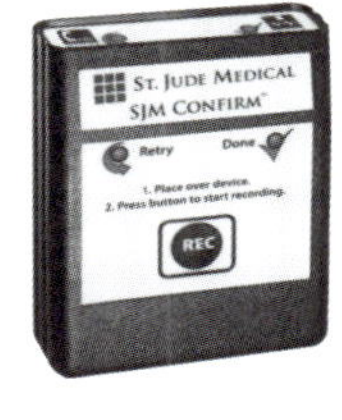

容積	6.5mL
質量	12g
縦	56.3mm
幅	18.5mm
厚さ	7.5mm
電池寿命	3 年

図　植込み型ループ式心電計

ガイドラインによる ILR の利用方法

欧州心臓病学会の「Guidelines for the diagnosis and management of syncope（version 2009）」[1] に習い，日本循環器学会の「失神の診断・治療ガイドライン（2012 年改訂版）」[2] でも，失神患者に対する ILR 植込み適応基準が新たに組み込まれました．

心原性失神の生命予後は不良であり，失神患者の診察を行ううえで心原性失神の除外は早急に行う必要があります．そのため，十分な病歴聴取を行いつつ，12 誘導心電図，心エコー検査，ホルター心電図など，鑑別に必要とされる検査を行います．病歴や 12 誘導心電図検査（p.110 参照）でハイリスク所見を認めた場合には，心原性失神を疑い，さらに必要な検査を進めていきます．その結果，原因が明らかとならない場合は，ILR を利用します．このように，心原性失神が示唆されるハイリスク患者においては，包括的に

表 植込み型ループ式心電計の適応（文献2より作成）

ILR の適応：臨床または ECG 所見から不整脈性失神が疑われる患者に対して	
●ハイリスク所見を有するが包括的な評価でも失神原因を特定できず，あるいは特定の治療法を決定できなかった場合	クラスⅠ
●ハイリスク所見はないが心原性以外の原因が否定的で，デバイスの電池寿命内に再発が予想される原因不明の再発性失神患者の初期段階での評価	クラスⅠ
●頻回に再発あるいは外傷を伴う失神歴がある反射性（神経調節性）失神の疑いを含む患者で，徐脈に対するペースメーカ治療が考慮される場合	クラスⅡa

精査を行っても失神原因の特定がなされない場合の ILR 植込みはクラスⅠ適応となります（表）．

心原性失神を疑わせるハイリスク所見はなく，血管迷走神経性失神や起立性低血圧などの心原性以外の原因が否定的な再発性失神患者に対する初期段階での ILR 植込みは，クラスⅠ適応となります（表）．また，頻回に再発あるいは外傷を伴う失神歴がある反射性（神経調節性）失神の疑いを含む患者で，徐脈に対するペースメーカ治療が考慮される場合はクラスⅡa 適応となっています．一方，「失神の診断・治療ガイドライン（2012 年改訂版）」[2]では，血管迷走神経性失神のクラスⅡa に分類される治療として，「心抑制型の自然発作が心電図で確認された，治療抵抗性の再発性失神患者（40 歳以上）に対するペースメーカ（DDD，DDI）」が新しく組み込まれています．ホルター心電図などの検査で，血管迷走神経性失神の自然発作の心電図を捉えるのは難しいものの，ILR が利用されることで捉えられる可能性が増加します．

実際の ILR 植込み手術と注意点

皮膚をアルコール綿などで消毒し，同時に皮膚を湿潤な状態とし，ILR 植込み直前に前胸壁での十分なベクトルチェックを行い，適切な植込み部位の位置決めを行います．臥位の状態で胸骨左縁第4肋間の周辺から，向きを変えながらチェックし，最も大きなR波高値が記録される部位にマーキングします．胸骨付近の V_2，V_3 近傍は，体位変化の影響が最も少なく，R波の電気軸に平行の向きで最大の振幅が得られ，姿勢変化の影響が小さいと報告されています[3, 4]．

しかし，日本人のやせ型の患者では，胸骨近傍や肋骨上を縦断する方向に植込むことで，現行のILRでは合併症として皮膚圧迫壊死が確認されることがあります．そのため，特にやせ型の活動性の高い患者では，胸骨中線よりも数センチ距離をとり，肋間に肋骨と平行に植込むことが推奨されます．ILR植込みポケットは，局所麻酔下に約2cm程度の皮膚切開を加え，筋膜上に作成します．必要以上に大きなポケットを作成しないように心掛け，植込み後にILRが移動しないようにスーチャーにナイロン糸を通し，筋層に固定します．これによって，手術直後より取得される心電図のノイズ混入の予防ができます．

〈参考文献〉

1）Guidelines for the diagnosis and management of syncope（version 2009）. European Society of Cardiology, European Heart Rhythm Association, Heart Failure Association, Heart Rhythm Society. Eur Heart J. 30, 2009, 2631-71.

2）循環器病の診断と治療に関するガイドライン（2011年度合同研究班報告）．失神の診断・治療ガイドライン（2012年改訂版）．日本循環器学会・日本救急医学会・日本小児循環器学会・日本心臓病学会・日本心電学会・日本不整脈学会．http://www.j-circ.or.jp/guideline/pdf/JCS2012_inoue_h.pdf（2015年12月閲覧）．

3）van Dam P, et al. Improving sensing and detection performance in subcutaneous monitors. J Electrocardiol. 42, 2009, 580-3.

4）Grubb BP, et al. An anatomic-based approach for the placement of implantable loop recorders. Pacing Clin Electrophysiol. 33, 2010, 1149-52.

コラム 15 安部治彦

ILRとELRではどちらが有効？

植込み型ループ式心電計と体外式ループ式心電計の使用目的と前提条件

植込み型ループ式心電計（implantable loop recorder：ILR）と体外式ループ式心電計（external loop recorder：ELR）は，いずれも発作性に発生する失神発作時の心電図記録には有効ですが，装着期間は ILR が約 3 ～ 3 年半と圧倒的に長いです．したがって，その使い分けは，患者の発作頻度によります．月に複数回の失神発作をきたしているような患者であれば，ホルター心電計や ELR で発作が捕まる可能性は十分あります．しかし，数カ月に 1 度や年に数回あるいは不定期に発生しているような患者であれば，ILR のほうが発作時の心電図が捉えられる可能性は高く，確実でしょう．

動悸症状や何らかの胸部症状（たとえば，発作性心房細動など）の原因精査を目的とすれば，ELR は非常に有効です．各社から市販されているイベント心電計でも発作時の心電図情報が十分得られることが多いと思います．しかし，ELR に関しては，特に失神患者では異なります．なぜなら，意識消失中に患者が自分でイベントボタンを押して心電図記録を保存することができないからです．そのため，失神や意識消失の原因精査を目的として使用する ELR は，ループ式心電装置であることが前提条件であり，意識回復後にイベントボタンを押してもさかのぼって心電図記録が可能な機器を選ぶことが大前提となります．また，夜間就寝中や非典型的な症状で，患者自身が症状に気がつかないことも少なくないため，仮にイベントボタンが押されない場合でも，心電図異常が発生した場合には自動記録機能のある装置を選ぶ必要性があります．

ELR の特徴とベルト式長期間心電計の利点

現在，国内では複数社から ELR が販売されています．各社で機器の機能や特徴がそれぞれ異なっています．たとえば，電極装着の有無（心電図電極が必要か，不要なベルト式か），電極部分に導電ゲルが必要か否か，連続心電図記録時間と装着期間，電源の種類，装置の寸法や重量，などは各社で異なりますので，特徴を把握しておく必要があります．長期間の装着を行う場合には，電極装着部位に皮膚のかぶれが発生しやすくなるため，電極装着部位に導電ゲルが必要な装置は長期間の装着には不向きと思います．また，心電図電極も自分で購入し，毎日自分で心電図電極を張り替える必要性もあるため，高齢者には不向きと思われます．

一方，ベルト式長期間心電計は，取り外しの手間や電極の購入が不要であり，自分で装着する手間もかからず簡便であるため，高齢者でも使用しやすいです．国内ではベルト式装着機器は，パラマテック社が販売している EV-201 があり，当科でも頻用しています．電極を毎日自分で装着する必要性がなく，電極コードもないため，電極の外れの心配がなく，高齢者でも簡単で使いやすいです．3 ～ 4 週間の心電図記録が可能です．

ELR の最大の欠点は，いずれの機器も入浴時にはいったん取り外し，入浴後に再装着する必要性がある点ですが，複数電極を毎日張り替えることができない患者さんも少なくなく，心電図電線が体外にある場合には電極外れや断線の原因にもなる，などの理由で当科ではベルト式を頻用しています．

ILRの利点と欠点

現在国内で使用されているILRは，上述の失神患者の心電図記録の条件をすべて満たしています（図1）．ループ式であるため，失神回復後のイベントボタンからさかのぼって心電図が記録保存されるので，意識消失時の心電図記録が可能です．また，心電図異常が発生した場合には自動記録されます．したがって，昼夜を問わず，入浴中であっても皮下植込みであるため心電図記録が可能です．

しかし，図2に示すように，前胸部皮膚に1.5～2.0cm程度の小切開を加え，皮下にILR機器を植込む手術が必要となることが最大の欠点でしょう．手術といってもわずか15分程度の日帰り外来手術で簡単に終了しますが，ILR植込み患者には，ILR植込み部位の違和感を長期にわたり訴える方も決して少なくはありません．多くの患者では時間とともに植込み部位の違和感は消失しますし，むしろ原因が明らかになることを期待し，安心感をもつ患者のほうが多いと思います．図3に，ILR植込み後の胸部X線写真を示します．

ただ，本機器は高価な医療機器であるため，医療費の患者自己負担費用が無視できない点もあります（特に3割負担患者の場合）．しかし，本機器は，3～3年半もの長寿命であるため，比較的発生頻度が低い患者であっても失神の原因診断が可能となることが最大のメリットです．実際，当院で植込んだILR患者約80人のうち，約60％程度の患者で確定診断がなされています．確定診断はILR植込み後平均3～6カ月の間でした．また，入浴中に発生した失神患者の原因診断も可能である点は，ELRとは異なる大きなメリットの一つでしょう．

保険適用について

I．3．(82) 埋込型心電図記録計

短期間に失神発作を繰り返し，その原因として不整脈が強く疑われる患者であって，心臓超音波検査及び心臓電気生理学的検査（心電図検査及びホルター心電図を含む．）等によりその原因が特定できない者に対して，原因究明を目的として使用した場合に限り算定できる．

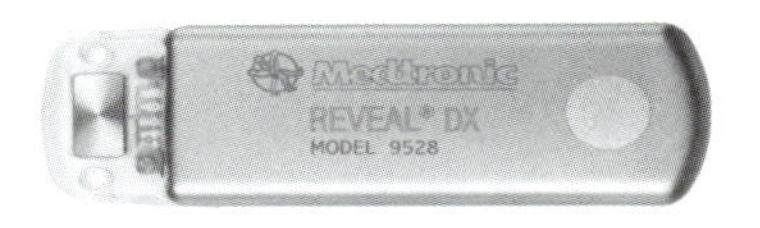

Medtronic REVEAL® DX
（Medtronic®）

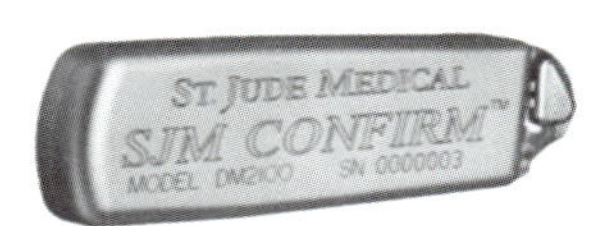

SJM CONFIRM™
（St. Jude Medical®）

図1　植込み型ループレコーダー

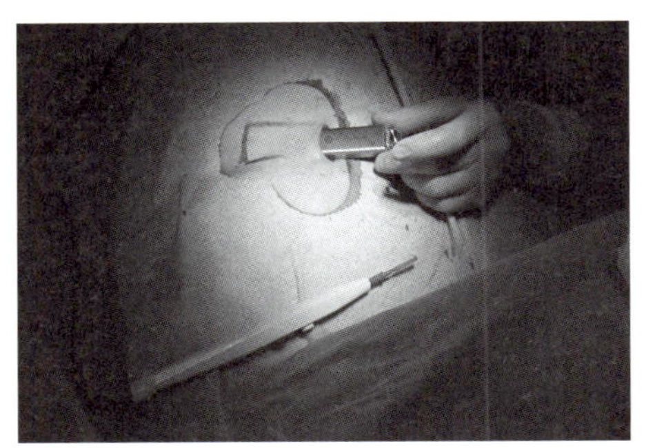

図2　ILR機器の植込み手術

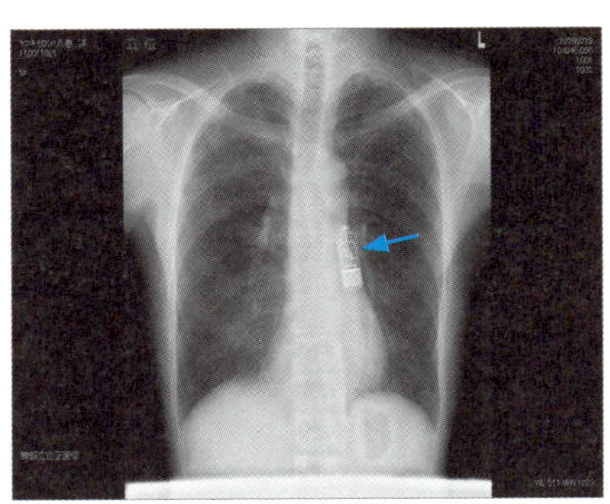

正面

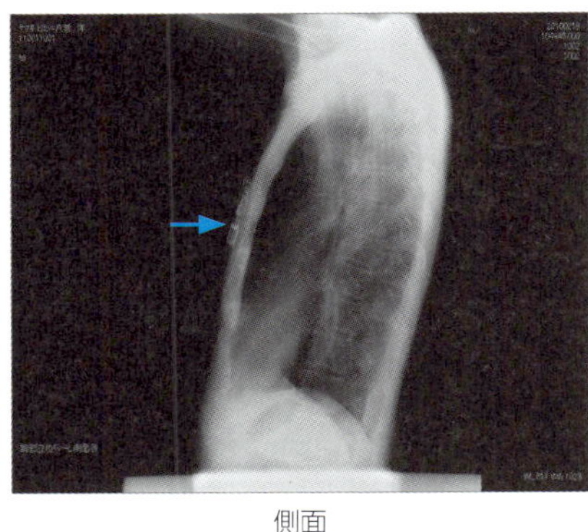

側面

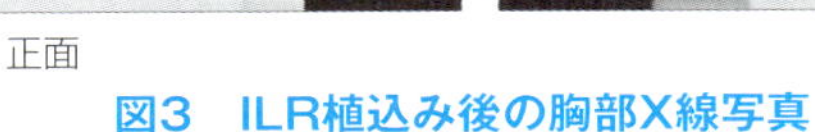

図3　ILR植込み後の胸部X線写真

トピックス 04 安部治彦

ELRの種類

失神発作時の心電図記録を得るための体外式ループ式心電計（ELR）

現在国内で市販されている体外式心電計を図 1，2 にまとめました．これらの機器には単にイベント時にのみ心電図記録が数秒間可能となるものが含まれています．本書は，動悸症状や何らかの胸部症状などの原因精査を目的にしているのではなく，失神患者の原因診断を目的にしています．したがって，失神発作時の心電図記録を得るためには，いくつか満たさなければならない条件を備えた ELR を選択する必要があります．つまり，下記の条件を満たした ELR を選ぶことが望まれます．

・意識消失中はイベントスイッチを自分で押せないため，意識回復後にイベントスイッチを押した場合でも発作時の心電図記録を捕まえることができるように，ELRがイベントスイッチ時からさかのぼって数分間の心電図記録が可能なループ式機能を有している機器であること．

・失神発作はいつ発生するか予測できないため，可能な限りつねに心電図装着をしていることが必要である．そのためには，装着部位の皮膚の電極によるかぶれが少ない機器を選ぶ．

・夜間就寝中の失神発作は自覚症状を伴わないことや症状に気づかない場合もある．また，非典型的な症状が発生することもあるため，何らかの心電

外観				
製品名	SpiderFlash-t	CG-6106	HCG-901	FM-190
メーカー	Sorin/JLL	Card Guard	OMRON/St.Jude Med	フクダ電子
イベント数	2,000	6	300	135（/72 時間）
トリガー時の記録時間（前／後）	自動トリガー：7.5分/15分 患者トリガー：7.5分/15分	60 秒/27 秒	N/A	30 or 60 秒/ 30 or 60 秒
装着日数	40 日	14 日	14 日	3 日/6 日
自動トリガー機能	あり	なし	なし	あり
心電図チャンネル数	1 or 2	1	1	1
総記録時間	最大 100 時間	8.7 分	最大 15 時間	4.5 時間（72 時間）
重量	50g	35g	140g	78g
形状	75 × 50 × 19.5mm	55 × 12mm	121 × 67 × 24mm	65 × 62 × 18mm

図1　イベント心電計①

外観				
製品名	ホルターレコーダ (SEER12)	デジタルホルター記録計 (FM-800)	長時間心電図血圧記録器 (RAC-3500)	長時間連続心電図記録計 (EV-201)
メーカー	GE ヘルスケア・ジャパン	フクダ電子	日本光電	パラマ・テック
特徴	・ホルター心電計	・ホルター心電計 ・24時間血圧計(間歇測定) ・酸素飽和度測定計	・ホルター心電計 ・24時間血圧計 （間歇測定）	・胸部装着ベルト式 ・長時間時間心電図記録 ・オートイベント機能
心電電極	誘導コード貼り付け (装脱着は医療従事者) 入浴不可	誘導コード貼り付け (装脱着は医療従事者) 入浴不可	誘導コード貼り付け (装脱着は医療従事者) 入浴不可	胸部ベルト式 (患者自身での装脱着可能) 入浴可
導電ゲル	必要	必要	必要	不要 (かぶれ・かゆみなし)
記録時間	24 時間	24 時間	24 時間	連続7日間 イベント記録3週間（500回）
電源	アルカリ単３電池×１	単３電池×２ (アルカリあるいは充電池)	単３アルカリ電池×３	プラスチック電池
寸法重量	86 × 22 × 108mm 140g（本体のみ）	115 × 79 × 37.6mm 290g（本体のみ）	110 × 78 × 40mm 280g（本体のみ）	110 × 70 × 20mm 280g（本体のみ）

図2　イベント心電計②

図異常（著明な徐脈や頻脈）が発生した場合には，仮にイベントスイッチが押されない場合でも心電図自動記録機能を備えた機器であること．

EV-201 の使用における利点

当科では EV-201 を最も頻用しています（図 3）．その理由は，イベントボタンが押されなくても心電図異常を検出して自動記録が可能であり，3～4 週間の長期間の連続装着が可能であること．また，ベルト式装着であるため，患者に電極購入費用の負担もなく，取り外しも非常に簡単で，高齢者でも簡単に使用できる，などの理由が挙げられます．

また，患者が失神を自覚し，意識回復後にイベントボタンを押した場合には，その時点から 15 分間さかのぼって心電図が記録されるため，失神時の心電図記録を取り損なうことがありません．また，ベルトにイベントボタンがついているため，植込み型ループ式心電計（implantable loop recorder：ILR）のようにイベントスイッチ用のマニュアル装置をつねに持ち歩く必要もありません．さらに，図 4 に示すように電極導線がないため，誤ってコード線を引っ張って電極が剥がれる心配もないこと，などが使いやすい点です．

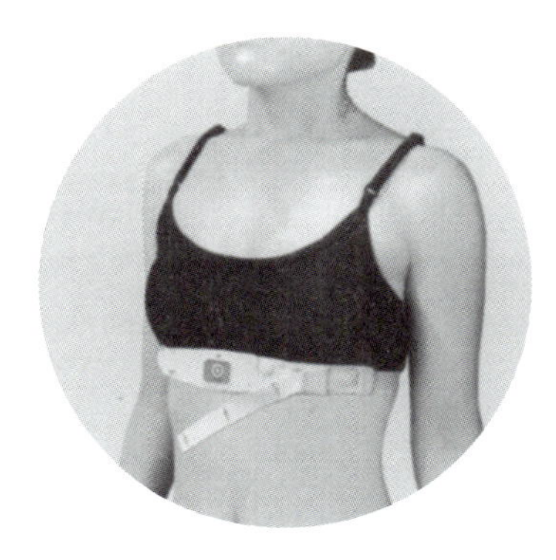

特徴
- ベルト式心電計
- 連続７日間心電図記録
- ３週間のイベント心電図記録

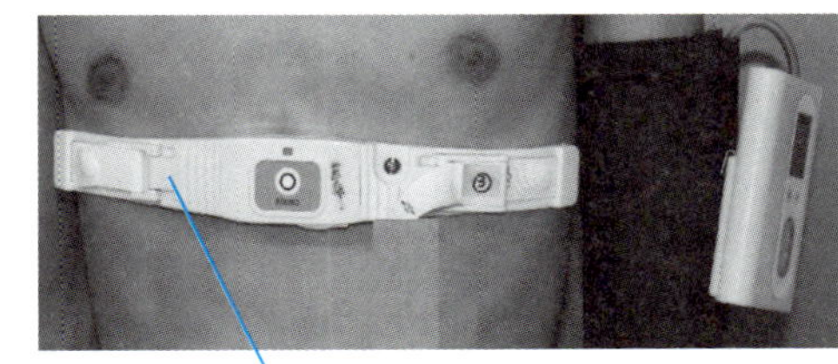

図3　長時間心電図&イベント心電計（EV-201）

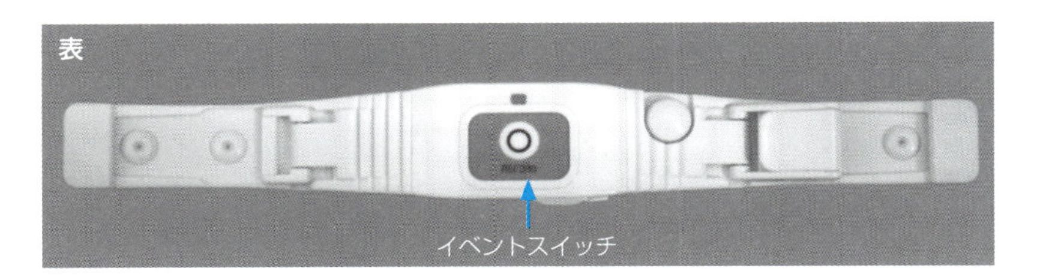

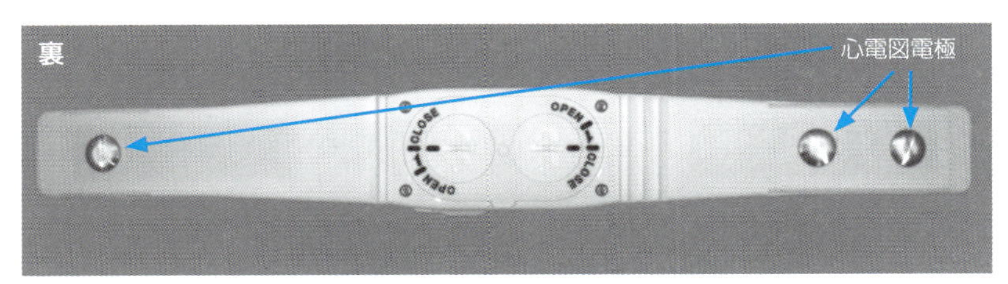

図4　EV-201の装置外観

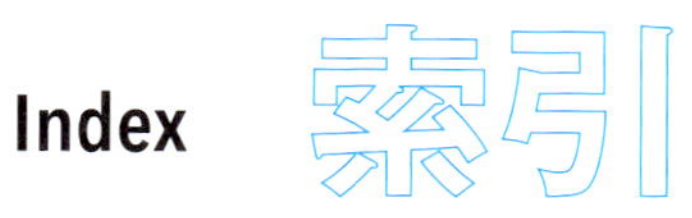

Index 索引

欧文

あ行

か行

さ行

た行

な行

は行

ま行

や行

ら行

わ行

CIRCULATION Up-to-Date Books10
この失神、どう診るか？
一見落とせない失神患者が
明日やって来るかもしれない

2016年２月25日発行　第１版第１刷

編　著　安部 治彦
発行者　長谷川 素美
発行所　株式会社メディカ出版
〒532-8588
大阪市淀川区宮原３－４－30
ニッセイ新大阪ビル16F
http://www.medica.co.jp/
編集担当　出路賢之介／渥美史生
装　幀　市川　竜
印刷・製本　株式会社廣済堂

ISBN978-4-8404-5773-6　Printed and bound in Japan

当社出版物に関する各種お問い合わせ先（受付時間：平日9：00〜17：00）
●編集内容については、編集局 06-6398-5048
●ご注文・不良品（乱丁・落丁）については、お客様センター 0120-276-591
●付属のCD-ROM、DVD、ダウンロードの動作不具合などについては、
デジタル助っ人サービス 0120-276-592